LE COMMANDANT ROBERT PICHÉ

LES HÉROS SONT PARMI NOUS

ÉDITIONS LA SEMAINE

LES ÉDITIONS LA SEMAINE
Une division des Publications Charron & Cie Inc.
1080, côte du Beaver Hall, bureau 904,
Montréal (Québec) H2Z 1S8

Éditeur: Claude J. Charron
Éditeur délégué: Claude Leclerc
Directeur des opérations: Réal Paiement
Directeur artistique: Éric Béland
Coordonnatrice aux éditions: Katie Moquin
Coordonnateur du projet: Roger Lambert
Superviseure de la production: Lisette Brodeur
Assistants-contremaîtres: Valérie Gariépy, Steve Paquette
Infographistes: Dominic Bellemare, Nancy Corriveau
Réviseure en chef: Françoise Le Grand
Réviseurs-correcteurs: Jean-François Bourdon, Alexis L'Allier, Sara-Nadine Lanouette, Christian Marcoux
Scanneristes: Patrick Forgues, Bruno Henry, Éric Lépine

Crédits photographiques: Jean Albert, Daniel Auclair, Jean-Luc Barmaverain, Jocelyn Bernier, Mélissa Dinel, Georges Dutil, Christian Gomez, Louis Jacob, Michel Laloux, Denis Lemelin, David Nathan, Mélanie Provencher, Charles Richer, François Tifu, Sylvain Tremblay

Propos recueillis par Pascale Bibeau, Martin Bisaillon et Manon Lacroix

Dépôt légal: troisième trimestre 2006
Bibliothèque nationale du Québec
Bibliothèque nationale du Canada
ISBN: 2-923501-08-X

Distribution: Messageries de Presse Benjamin
101, rue Henry-Bessemer
Bois-des-Fillions (Québec) J6Z 4S9

PROLOGUE

Chères lectrices,
Chers lecteurs,

Lorsque Claude Leclerc, des Éditions La Semaine, m'a proposé de réunir dans un seul et même livre toutes mes chroniques parues dans le magazine *La Semaine*, j'ai trouvé l'idée excellente, puisque cela me permettait de rendre hommage à tous ces héros dont la bravoure a été plus que déterminante dans la vie des gens qu'ils ont secourus.

Depuis plus d'un an, je parcours les villes du Québec pour entendre des gens me raconter le récit entourant un sauvetage qu'ils ont accompli. Une des raisons qui m'ont incité à m'investir dans ce projet et d'en faire une chronique dans un magazine était de permettre à tous ces héros de mieux comprendre leurs états d'âme et de raconter ce qu'ils ont fait, afin qu'ils puissent éprouver, eux aussi, un sentiment de reconnaissance sociale. Le peuple québécois est très sensible aux témoignages de ses héros et, de façon générale, il fait preuve de générosité et d'ouverture quand arrive le moment de saluer leur courage. J'en suis d'ailleurs la preuve vivante. Je m'explique. Quand je suis passé du statut de héros à celui d'ancien détenu, j'ignorais comment la population réagirait face à cette surprenante nouvelle. À mon grand soulagement, on m'a accueilli à bras ouverts, sans porter un jugement défavorable sur mon passé. Il est fort encourageant et valorisant de recevoir des marques de gratitude et de respect de la part de son prochain. J'en profite donc pour remercier les Québécois et les Québécoises de l'accueil si chaleureux qu'ils réservent à leurs héros.

À travers toutes ces rencontres, j'ai eu la chance d'approfondir, au contact de mes semblables, mon analyse de ce qui m'est arrivé durant la nuit de mon atterrissage d'urgence au Portugal, face aux émotions qui m'ont habité et me poursuivent toujours. Je ne suis pas si différent de tous ces hommes et ces femmes qui, lors d'un épisode de sauvetage, ont vécu des émotions qu'ils peuvent difficilement cerner mais qui sont toutefois fort éprouvantes. D'une certaine façon, que l'on ait rescapé une, deux, trois personnes ou plus, les émotions sont une constance dans le cheminement des héros. D'un récit à l'autre, d'une personne à l'autre, l'univers émotionnel de chacun s'apparente à celui d'autrui. De sorte que chacun amorce une analyse approfondie de la situation et cette réfléxion l'aide à comprendre ce qu'il a ressenti.

Les témoignages de tous ces héros m'ont interpellé à bien des égards, m'amenant chaque fois à pousser ma réflexion un peu plus loin. En tant que pilote d'avion, une des histoires qui m'a interpellé est celle d'un homme qui a manœuvré son appareil avec sang-froid et qui a réussi à atterrir sur l'autoroute 20 sans causer d'accidents. L'adrénaline que ce gars-là a ressentie était telle qu'elle lui a donné le courage de procéder méthodiquement au sauvetage. Ce qui m'amène à vous parler de cette énergie surnaturelle qui habite l'être humain lorsqu'il est en danger de mort. En effet, si pour ma part j'ai pu survivre à la terrible nuit de mon atterrissage d'urgence, c'est que j'ai ressenti cette énergie. Et c'est précisément cette poussée naturelle d'adrénaline, qui peut survenir en chacun de nous, qui m'a permis de réaliser l'incroyable. D'ailleurs, grâce aux témoignages que l'on m'a confiés, j'ai réalisé que cette force avait visité chacun de nous et que la dose d'adrénaline libérée par le cerveau est proportionnelle au degré de catastrophe de la situation à laquelle la personne doit faire face. Autrement dit, plus le danger de mourir est grand, plus la quantité d'adrénaline produite par le cerveau est nécessaire et importante. Enfin, j'avoue que j'ai été très chanceux de me sortir de cette expérience terrifiante. Je le dis en toute humilité, car je n'ai pas eu le choix de lutter pour m'en sortir, puisque ma propre vie était en jeu et je n'aurais pu réussir sans l'appui du premier officier, de la directrice de vol et des agents de bords.

Un autre point que j'aimerais partager avec vous est celui des coïncidences. En effet, plusieurs coïncidences dans la vie de ces héros m'amènent à me demander si le hasard existe vraiment ou si ce n'est qu'une pure invention de l'être humain pour expliquer tel ou tel événement survenu dans sa vie. Je n'ai pas encore trouvé de réponse à cette question. Par contre, la grande majorité des gens que j'ai interviewés m'ont raconté qu'ils avaient été préparés, d'une certaine manière, à porter secours à un tiers. Autrement dit, si l'on examine chacun des cas rapportés dans ce livre, si l'on porte attention aux exploits réalisés et si l'on rattache chaque élément à l'ensemble, il semble que la plupart des héros aient été appelés à relever ce défi. Est-ce le hasard? Je l'ignore. Mais, malgré tout, je crois que nous avons été choisis pour accomplir une mission, peut-être pour nous surpasser afin de constater de quoi nous sommes capables, peut-être aussi pour permettre à notre âme d'évoluer. Mais je vous laisse le soin d'en juger par vous-même.

Enfin, parmi tous les gens que j'ai rencontrés dans le cadre de mes reportages, aucun ne se voyait comme un héros. Humbles et généreuses, ces personnes vaillantes ont tenté, au mieux de leurs connaissances et de leur savoir-faire, de secourir des gens qui allaient vers leur mort. Certains héros ont même donné leur vie pour permettre à leurs victimes de s'en éloigner. La rapidité avec laquelle ces bons Samaritains ont répondu à l'appel, tout en sachant qu'ils pouvaient mourir à tout instant, m'impressionne, car eux avaient, contrairement à mon expérience de sauvetage, le choix d'intervenir ou non. Il faut évidemment avoir du cran, du courage et de la ténacité pour accomplir des gestes de sauvetage dans des situations aussi imprévisibles que menaçantes. Je crois que tous ces gens ont posé des gestes héroïques aux yeux de leurs semblables. En faisant face à la mort, en y goûtant presque, il va de soi que nous prenons davantage conscience de la valeur de la vie et de celle de notre entourage.

Robert Piché

1. Les accidents d'avion

Ernest Allard

L'AUTOROUTE DE LA DERNIÈRE CHANCE

À quelques kilomètres seulement de l'aéroport, après 3 heures et 55 minutes de vol, l'avion d'Ernest Allard tombe en panne. Le pilote n'a alors d'autre choix que de tenter de se poser sur l'autoroute qu'il survole. Témoignage d'un pilote aux nerfs d'acier.

À 24 ans, Ernest Allard, natif de Carleton en Gaspésie, ne connaît rien à l'aviation. Bien qu'il ait rêvé, étant adolescent, de piloter un avion, il devient comptable. Embauché par une petite firme d'aviation à titre de contrôleur financier, il est loin de se douter que son rêve prendra forme un an plus tard. En 1976, il obtient sa licence de pilote privé et, sans trop attendre, il fait l'acquisition d'un Piper Archer II, un appareil qui lui coûte le prix d'un bungalow. Loin d'être téméraire, l'homme demeure prudent tout au long de sa carrière. Par contre, le 10 septembre dernier, l'avion du pilote de 56 ans tombe en panne de carburant en plein vol, ce qui le force à atterrir sur l'autoroute de la Capitale, à Québec. Une histoire qui n'est pas sans m'en rappeler une autre…

Monsieur Allard, expliquez-nous cet atterrissage forcé.

J'ai manqué d'essence, voilà tout! Parce que mon ami filmait des paysages, je devais voler à basse altitude. Il faut savoir que l'avion consomme plus d'essence dans ce temps-là. Nous revenions de Rimouski et nous étions pratiquement

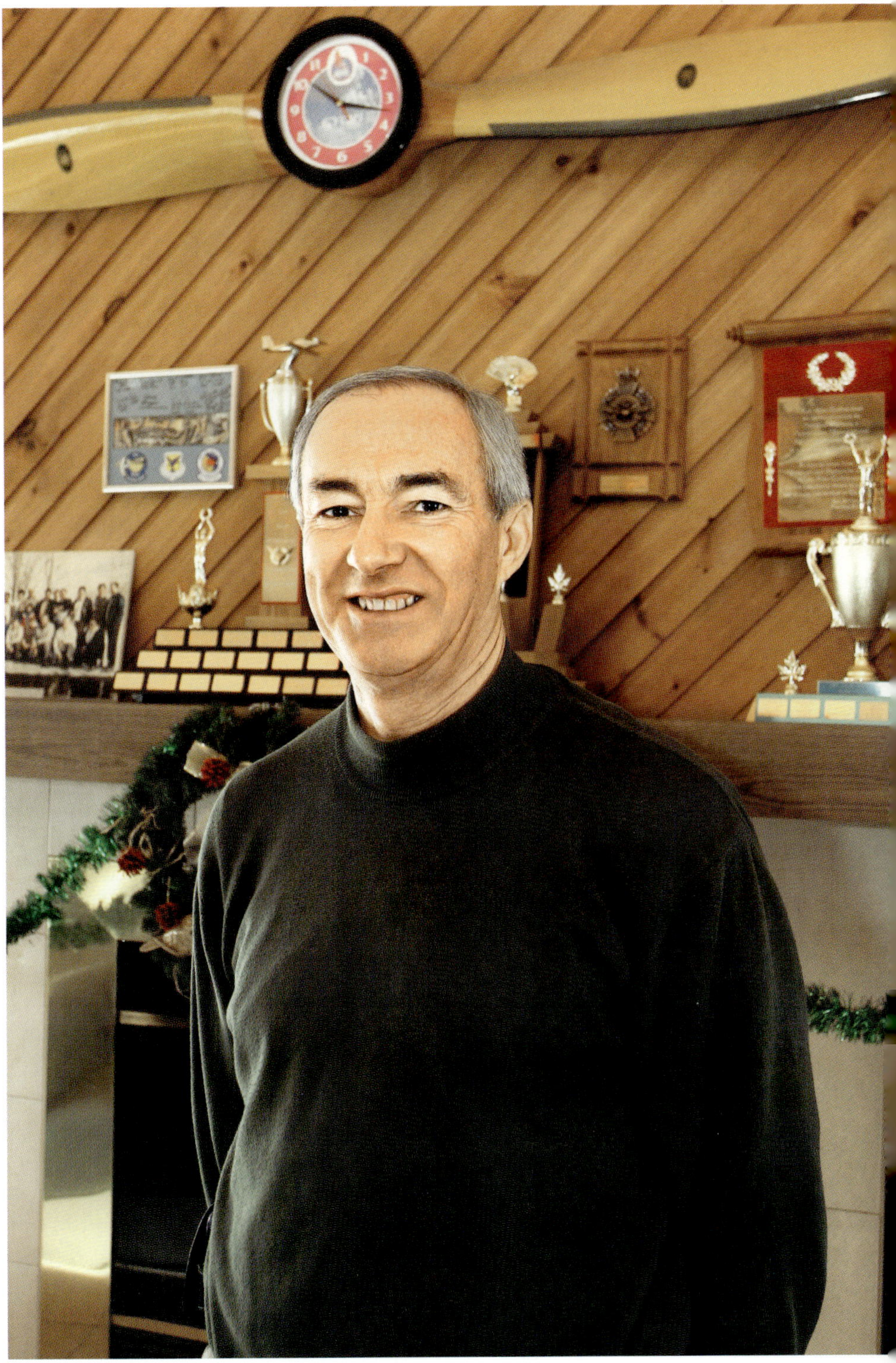

rendus à Québec. Je pensais qu'on pouvait y arriver. Nous étions au-dessus de la ville de Beauport quand la panne est survenue. Pour récupérer un peu d'essence au fond des réservoirs, je penchais l'appareil d'un bord, puis de l'autre, ce qui nous a permis de continuer sur environ 10 kilomètres. Mais il aurait fallu juste un petit peu plus de carburant pour atterrir à l'aéroport. Après 3 heures

«Par chance, nous étions un samedi et l'autoroute n'était pas bloquée»

et 55 minutes de vol, l'avion nous indiquait clairement que nous étions en panne. Dans de telles circonstances, le moteur tourne quand même, sauf que la puissance n'y est plus. J'ai donc décidé de diriger l'appareil vers le sol en piquant du nez.

Pourquoi avez-vous effectué cette manœuvre?

Je pouvais ainsi augmenter la vitesse de l'appareil en volant au-dessus de l'autoroute de la Capitale. Je voulais que les automobilistes aient une chance de me voir arriver et de me laisser le champ libre. Par chance, nous étions un samedi, et l'autoroute n'était pas bloquée. Toujours est-il que les automobilistes ont ralenti leur cadence pour laisser un espace d'environ 150 pieds entre eux et l'avion. J'ai dû manœuvrer mon avion pour voler au-dessus d'eux sur environ un demi-kilomètre, en perdant peu à peu de l'altitude afin qu'ils prévoient mon arrivée. Entre-temps, je restais toujours en contact avec la tour de contrôle, qui m'avait informé que je pouvais utiliser l'autoroute de la Capitale en guise de piste d'atterrissage.

La peur devait vous tenailler, n'est-ce pas?

Disons que ce n'était pas le temps de paniquer. Je suis un homme qui garde habituellement son sang-froid dans les situations extrêmes. Aussi, il faut dire que l'adrénaline me tenait en haleine. De toute façon, tout allait tellement vite que je ne pensais à rien d'autre qu'à conduire et à trouver un endroit propice pour atterrir sans anicroche. Par contre, je craignais que les automobilistes qui circulaient devant moi sur l'autoroute ne me freinent en pleine face. Je voulais qu'ils conservent leur vitesse, et c'est ce qu'ils ont fait. Par ailleurs, je me demandais si, en circulant sur l'autoroute, les ailes de l'avion pouvaient accrocher les panneaux de signalisation. Ce n'était pas le cas. Le plus difficile, c'était d'éviter les viaducs et les lignes électriques.

Votre passager, lui, avait-il peur?

Quand j'ai vu que l'appareil manquait d'essence, je l'ai avisé de la situation. Et j'ai rajouté: «On va s'organiser pour rester en vie!» Pendant que je pensais à un endroit où me poser, lui, de son côté, pensait à sa femme et à son enfant. Une chose est sûre, il n'a pas paniqué.

Comment s'est passé l'atterrissage?

J'ai atterri sur l'autoroute comme si j'avais été sur une piste d'avion. Une fois les roues au sol, j'ai laissé l'avion rouler jusqu'à son arrêt total. J'ai emprunté la bretelle de l'autoroute Henri-IV, pour finalement aboutir sur le gazon. En sortant de l'appareil, j'étais soulagé. La Sûreté du Québec, les pompiers, les médias étaient tous sur place. On m'a félicité. Ça m'a fait réaliser que personne n'avait été blessé. ■

«Pendant que je pensais à un endroit où me poser, mon passager, de son côté, pensait à sa femme et à son enfant»

Claude Laurin

CRASH AU BORD DU PRÉCIPICE

Claude Laurin est un pilote de ligne à la retraite. Tout comme moi, il s'est retrouvé dans une situation qui l'a forcé à agir rapidement pour sauver la vie des passagers dont il avait la responsabilité. Récit d'une catastrophe évitée... de quelques pouces.

Monsieur Laurin, quand est survenue votre mésaventure?

Il y a plus de 25 ans, le 19 février 1979. J'avais 44 ans et je comptais déjà près de 25 ans d'expérience comme pilote. J'assurais la liaison entre Montréal et Sainte-Lucie, dans les Antilles. Je pilotais un Boeing 707 de la compagnie Québecair. L'appareil transportait 181 passagers et 9 membres d'équipage. C'était une très belle journée. Le vol devait durer quatre heures et demie.

Que s'est-il passé?

Tout allait très bien, et nous arrivions à Sainte-Lucie. Le copilote procédait aux manœuvres d'atterrissage quand, soudain, à environ 25 mètres d'altitude, l'avion est tombé sur la piste, comme une pierre. Cette chute s'est faite, je dirais, en une seconde. La queue de l'appareil nous a entraînés vers le sol pendant que le nez se relevait. Nous avons frappé la piste, et l'avion a rebondi à environ 15 mètres dans les airs. J'ai décidé de ne pas donner une poussée aux moteurs et de ne pas tenter de redécoller; j'ai plutôt essayé de garder l'avion sur la piste. Nous sommes donc retombés et, sous l'impact du deuxième choc,

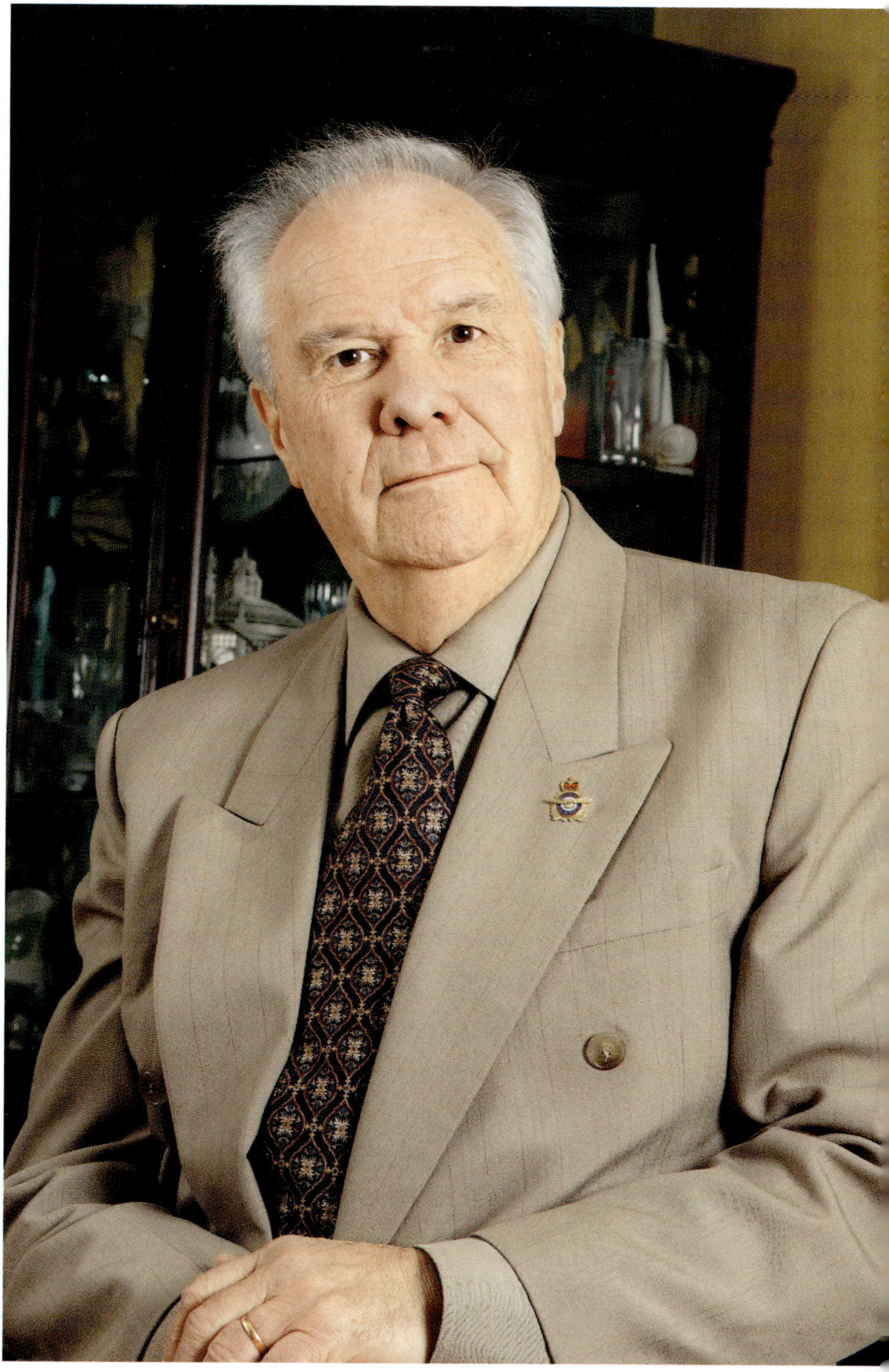

les deux roues du train d'atterrissage avant se sont encastrées dans l'appareil, et le nez du Boeing s'est retrouvé directement contre le ciment de la piste. Le bruit de la friction du cockpit contre le sol était assourdissant, sans compter que les alarmes sonnaient dans la cabine. Des étincelles virevoltaient autour de nous. Privé de direction, l'avion glissait à la vitesse de 240 km/h et se rapprochait dangereusement du bout de la piste.

Comment avez-vous réagi?

Il fallait que je mette fin à la course folle de mon Boeing. J'ai pu rapidement inverser deux des quatre moteurs, un sur chaque aile. Mais l'avion s'en allait de côté et menaçait de quitter la piste et de tomber dans le ruisseau qui la longeait. Quand j'ai vu ça, je me suis dit: «Ça y est, c'est fini, on va aller dans le ruisseau.» Mais je ne pouvais pas rester à rien faire. J'ai donc appuyé de toutes mes forces sur le frein gauche pour ramener le 707 vers le milieu de la piste et éviter que l'on se retrouve dans le ruisseau, ce qui aurait fait de nombreuses victimes. L'avion a poursuivi sa glissade mais, heureusement, ma manœuvre a réussi. Nous avons effectué un virage à 70 degrés. Finalement, l'appareil s'est immobilisé à environ 1 m du précipice donnant sur le ruisseau et à 300 mètres du bout de la piste. Nous venions de déraper pendant 24 secondes sur une distance de 600 mètres. Un peu plus et l'avion se cassait en deux et prenait feu!

Avez-vous ensuite procédé à l'évacuation?

Oui. J'ai tout de suite demandé au personnel d'évacuer les passagers. Mais les appareils de transmission interne, situés sous le cockpit, étaient détruits. Tous les passagers et tous les membres d'équipage sont donc restés assis à leur place. Pendant ce temps, moi, mon copilote et le navigateur voulions sortir du cockpit. Mais la porte était coincée. C'est à grands coups de hache que nous sommes parvenus à en arracher un morceau. Je suis ensuite passé par cette ouverture et j'ai donné l'ordre à l'équipage d'évacuer l'appareil. Les passagers et le personnel ont tous fait preuve de calme, même si certains des toboggans servant à l'évacuation étaient endommagés. Les pompiers de l'aéroport

«L'avion est tombé sur la piste comme une pierre»

entouraient déjà l'avion. Il n'y a eu aucun blessé. Quant à moi, une fois l'évacuation terminée, j'ai fait le tour du 707 pour m'assurer que tous les passagers et tous les membres d'équipage avaient été évacués. C'est toujours le commandant qui doit quitter l'appareil en dernier. Au cours de cette inspection, j'ai fait une découverte qui m'a stupéfié. Les deux roues avant de l'avion étaient encastrées dans le plancher, tout près du siège d'un passager! C'est un miracle que personne n'ait été blessé.

«Un peu plus et l'avion se cassait en deux et prenait feu!»

Mais pourquoi l'avion est-il tombé?

Tout d'abord, j'ai cru qu'il s'agissait d'un cisaillement du vent — un *windshear* dans le jargon — qui nous avait rabattus contre le sol. Ce phénomène se produit parfois. Ensuite, l'hypothèse a été émise qu'un réservoir d'eau potable situé à l'arrière aurait été percé et se serait déversé dans la queue de l'appareil. L'eau aurait gelé pendant le vol et une masse de glace de deux tonnes se serait formée. Le centre de gravité de l'avion aurait été déplacé, ce qui aurait entraîné l'appareil vers l'arrière au moment où nous réduisions la puissance des moteurs en vue de l'atterrissage.

Que retenez-vous de cette mésaventure?

Je suis très fier d'avoir sauvé la vie de 190 personnes et d'avoir assumé mon commandement dans des circonstances difficiles. Et je me dis que Dieu était avec moi ce jour-là.

Quand je rencontre des pilotes comme Claude Laurin, je suis automatiquement envahi par un sentiment de fraternité. Être pilote dans des circonstances aussi dramatiques, c'est être seul et avoir de très graves responsabilités. ■

Claude Laurin à l'époque du crash de Sainte-Lucie

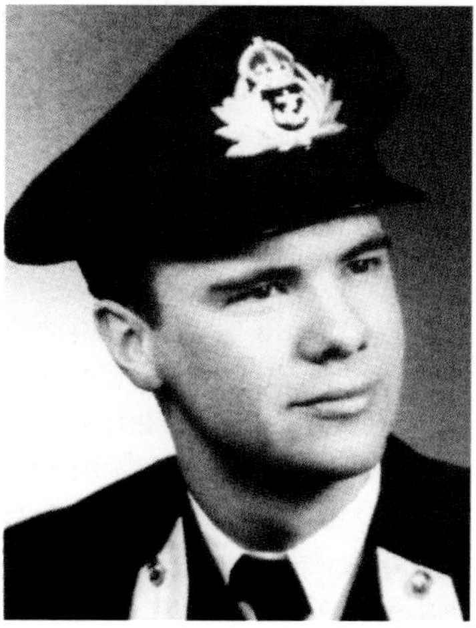

Stéphan Tremblay

AMERRISSAGE SOUS HAUTE TENSION

Stéphan Tremblay, député de Lac-Saint-Jean depuis l'âge de 22 ans, qui a 1 000 heures de vol à son actif, s'apprête à poser son appareil lorsqu'un câble électrique non balisé passe près de transformer la balade en drame. Quand la vie dépend d'un réflexe...

À cent lieues d'imaginer le pire, Stéphan Tremblay accomplit la routine habituelle pour poser son hydravion sur la rivière Petite Décharge, à Alma. Il a son brevet de pilote depuis l'âge de 19 ans et cumule plus de 1 000 heures de vol. Cet ancien pilote de brousse n'en est donc pas à son baptême de l'air. Entre le pont et une ligne électrique qu'il doit éviter, il a bien calculé son approche. Malheureusement, le dessous du flotteur droit de l'hydravion accroche le câble de garde d'une ligne électrique. Hydro-Québec affirmera plus tard que son installation était dûment signalée selon le règlement en vigueur: seul le balisage de la ligne supérieure était obligatoire. Au-delà de la polémique, il reste la maîtrise et le sang-froid dont M. Tremblay a fait preuve, qui lui ont permis de sauver la vie de ses passagers — dont celle de son épouse.

Monsieur Tremblay, parlez-nous de cette mésaventure.
Je devais survoler une rivière qui deviendra éventuellement une réserve faunique. Je pilotais un petit hydravion de quatre passagers, un appareil appartenant à mon père. Ma conjointe, Julie Bureau,

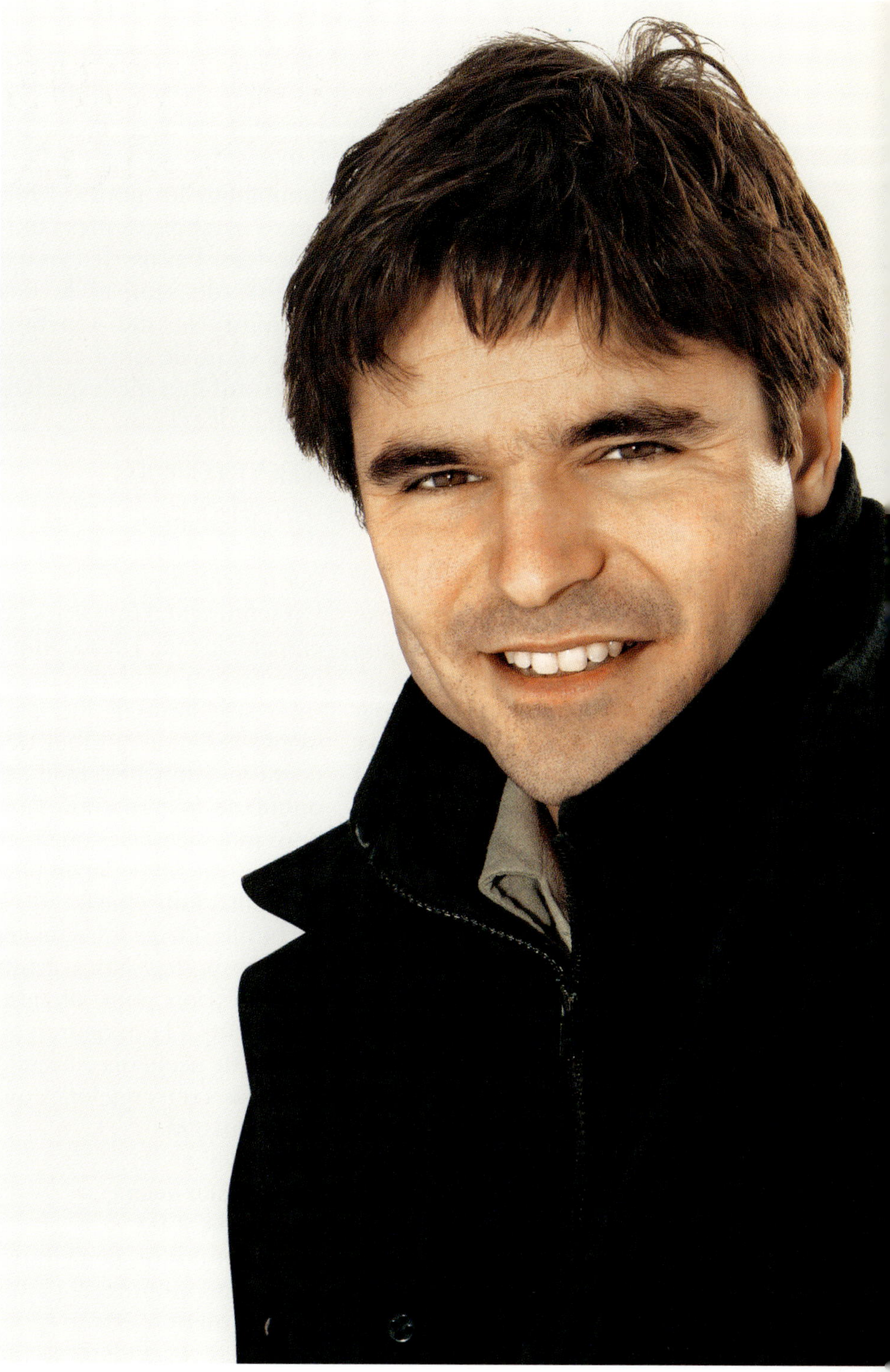

et Pierre Laroche, un adjoint politique, m'accompagnaient lors de cette balade.

Comment expliquez-vous l'accident?

Ça peut paraître étrange, mais cette rivière n'avait pas de secrets pour moi. Je connaissais bien ses particularités pour l'amerrissage. En fait, selon la direction des vents, il faut choisir son approche de façon à éviter à la fois un pont et une ligne électrique. Comme n'importe quel pilote, j'ai fixé mon point d'approche en prenant en considération les obstacles, dont le fil indiqué par les bouées blanches et rouges d'Hydro. Mon avion, qui était entré dans la phase d'amerrissage, avait ralenti quand, de manière imprévisible, le dessous du flotteur droit a touché un câble de garde non balisé. En raclant le câble, l'avion a pivoté sur lui-même de 90 degrés. J'ai su dès cet instant que j'avais accroché un fil.

Le crash était-il inévitable?

Puisque l'avion allait à basse vitesse, son nez a décroché. La seule manœuvre que je pouvais faire consistait à remettre les gaz parce que j'avais perdu ma vitesse. Mon but était de stabiliser l'appareil pour éviter qu'il pique du nez. Cependant, je n'ai pu éviter le crash. À cause de l'impact provoqué par la collision avec l'eau, les flotteurs, happés par l'hélice, bloquaient les portes. Moi, j'étais accroché à mes commandes. J'avais le visage maculé de sang et le dos endolori. Je me répétais: «On vient de crasher!» en observant mes pieds qui baignaient dans l'eau.

> «J'ai oublié de me prendre une ceinture gonflable»

Que ressentiez-vous?

Un sentiment d'urgence s'est emparé de moi. J'ai accompli les gestes qu'il fallait pour assurer la sécurité de mes passagers. Je leur ai distribué des ceintures gonflables, mais j'ai oublié de m'en prendre une pour moi. C'est dire que leur sécurité me préoccupait plus que tout... Julie était blessée à la cheville; Pierre, lui, semblait bien se porter. Nous avons quitté l'avion pour attendre les secours à l'extérieur. Une équipe de pêcheurs est venue à notre secours quelques minutes plus tard.

Que pensiez-vous à ce moment-là?

Je me sentais un peu coupable. Vous comprenez, j'avais le sentiment d'être responsable de cet accident. Je me faisais du souci pour mes passagers… En revanche, je n'avais aucun regret pour l'avion, qui a sombré en moins de deux minutes. Puis, avec le temps, j'ai constaté que cette expérience malheureuse m'avait donné confiance en moi davantage. J'ai fait preuve d'un sang-froid inébranlable. Je sais maintenant comment je réagis devant un danger réel et j'ai compris que je ne suis pas responsable de cet accident. Mon père a grandement contribué à diminuer mes remords. Il m'a assuré qu'il était impossible de voir ce câble, qui n'était pas balisé. Après coup, j'ai réalisé pleinement l'ampleur du risque: imaginez ce qui serait advenu si le câble était passé à la hauteur de nos yeux? J'ai fait quelques recherches, en ayant recours à la Loi sur l'accès à l'information. J'ai découvert qu'une personne avait déjà informé Hydro-Québec de la situation, mais que rien n'avait été fait pour y remédier. À l'époque, la réglementation exigeait seulement de baliser le câble le plus haut. Depuis, celui du bas est balisé lui aussi, Dieu merci! ■

«Je sais maintenant comment je réagis devant un danger réel et j'ai compris que je ne suis pas responsable de cet accident»

Yves Morin, parachutiste

À 15 SECONDES DE LA MORT

Yves Morin pratique le parachutisme depuis plus de 10 ans et compte plus de 2 000 sauts à son actif quand, un jour, il effectue un saut en tandem, et le pire se produit: le parachute ne fonctionne pas. Récit d'une chute à plus de 200 km/h.

Monsieur Morin, que s'est-il passé ce fameux jour de juillet 2002?

À l'époque, j'effectuais des sauts en tandem *(NDLR: avec une personne attachée à lui)* pour le compte d'une entreprise dans laquelle j'avais des parts. Ce jour-là, les conditions étaient idéales: il faisait très beau. Je devais sauter en compagnie d'une femme d'environ 30 ans originaire de l'Abitibi. Comme vous le savez, le parachutisme est un sport dangereux. La planification est donc très importante. Je me prépare chaque fois en répétant méthodiquement les gestes à faire en cas de pépin. Ma partenaire était nerveuse, mais ça ne me dérangeait pas. J'ai toujours aimé sauter avec des gens qui ne craignent pas d'exprimer leurs peurs; je trouve qu'il est valorisant de les amener à se dépasser. Bref, nous sommes montés à bord d'un appareil qui nous a amenés à 12 500 pieds d'altitude. La femme était bien attachée à moi, et nous avons sauté. Pour un saut de ce type, on se laisse tomber pendant 50 secondes. Ça représente une chute libre d'environ 7 500 pieds, et on atteint la vitesse de 200 km/h. Quand on arrive à 5 000 pieds d'altitude, j'ouvre le parachute.

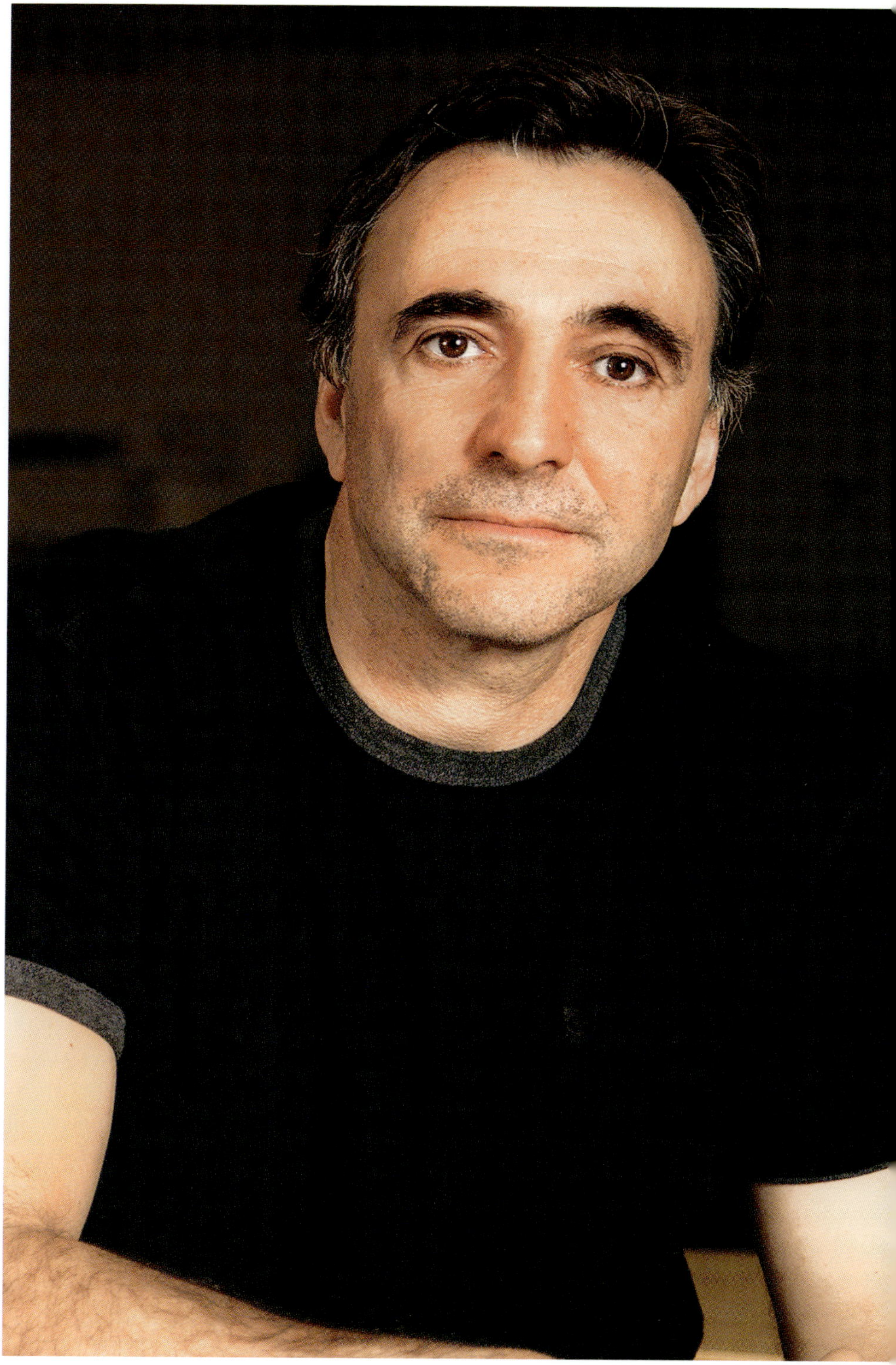

S'est-il passé quelque chose de particulier à ce moment?

J'ai tiré sur la poignée, mais le parachute ne s'est pas ouvert convenablement; la voilure n'était pas rectangulaire. Comme j'ai beaucoup d'expérience, j'ai tout de suite senti que quelque chose clochait. En regardant la voilure mal déployée, j'ai compris que si je ne me débarrassais pas du parachute, nous allions bientôt commencer à tourbillonner vers la droite à une vitesse folle. Il fallait que j'agisse rapidement. Après avoir proféré un juron, j'ai dit à ma cliente: «Ça ne fonctionne pas bien, on repart!» J'ai mis ses jambes entre les miennes pour assurer notre stabilité, j'ai décroché le parachute, et nous avons amorcé une nouvelle chute. Nous nous sommes remis en position, puis j'ai ouvert le parachute de secours, qui s'est bien déployé — même si j'ai trouvé que c'était long. À ce moment-là, nous nous trouvions à 3 000 pieds d'altitude, soit à 15 secondes de la mort! C'est le temps qu'il nous serait resté avant de nous écraser au sol si le parachute de secours n'avait pas fonctionné.

«Nous allions commencer à tourbillonner à une vitesse folle»

Étiez-vous préparé à faire face à ce genre de situation?

Oui. Le parachutisme est un sport dont la pratique demande beaucoup de précautions. Je planifiais chacun de mes sauts en prêtant une grande attention à la sécurité, et ce, même si j'en avais plus de 2 000 derrière moi. Quand j'ai pris la décision de larguer le premier parachute, je savais que c'était ce qu'il fallait que je fasse. Au fond, ce dont je suis le plus fier, c'est d'avoir bien réagi. Et n'eût été de ce gros parachute d'une valeur de 18 000 $ qui dérivait dans le ciel, peu de gens se seraient aperçus de notre mésaventure. Cet incident m'a également permis de répondre à une question que je me posais depuis longtemps. Même si je savais que j'étais bien préparé, je me demandais comment je réagirais dans ce genre de situation.

Une fois au sol, qu'avez-vous dit à votre cliente?

Je lui ai expliqué ce qui venait de se passer, et je crois que ça lui a fait une bonne histoire à raconter à ses amis! Quant à moi, j'ai ressauté un peu plus tard ce jour-là pour éviter de trop repenser à l'incident.

Pourquoi le parachute principal s'est-il mal déployé?
Je ne sais pas. Il avait peut-être été mal plié, ou alors il y a eu un coup de vent à l'ouverture. Ce sont des choses qui arrivent, vous savez.

Vous considérez-vous comme un héros?
Pas du tout, je n'ai fait que mon travail. Par contre, j'ai beaucoup sauté en tandem et, de vrais héros, j'en ai rencontré. Plusieurs de mes clients, qui avaient de grandes peurs, ont fait preuve d'un immense courage pour les surmonter. Je trouve ça digne de mention. Mais, surtout, il m'est arrivé de sauter avec des personnes lourdement handicapées. Si vous me demandiez ce qui m'a le plus marqué en 16 ans de pratique, je vous dirais que c'est d'avoir pu aider ces personnes à réaliser leur rêve. C'est de ça que je suis vraiment fier.

«On atteint la vitesse de 200 km/h»

Rencontrer tous ces héros m'a permis de constater qu'il en existe en fait deux types: ceux qui se fient principalement à leur instinct pour se sortir d'une situation périlleuse et ceux qui se préparent minutieusement, souvent pendant de nombreuses années, à agir de façon efficace en cas de pépin. Le parachutiste Yves Morin fait partie de cette seconde catégorie. Et son témoignage nous rappelle — ce qui est toujours pertinent — qu'il ne faut jamais rien tenir pour acquis. ■

2. Les noyades

Michel Bernier

Trouver la clé qui sauve

Un samedi de février, la glace cède sous les pieds d'une fillette. L'embarcation qui permettrait de la sauver est cadenassée. Michel Bernier a devant lui tout un trousseau de clés et une seconde pour trouver la bonne...

Quand, 20 ans après, Michel Bernier a revu Valérie, ses yeux se sont mouillés sous le coup de l'émotion. Une si belle jeune femme... Dire qu'elle a failli ne jamais le devenir. C'était le samedi 12 février 1983. Valérie Brabant, quatre ans à l'époque, jouait près de la rive avec sa copine, Cathy Poitras, quatre ans elle aussi, quand soudainement, la glace a cédé, ce qui les a précipitées dans le courant. Hélas, Cathy était déjà passée sous la glace, mais Valérie, elle, flottait quand Michel Bernier, alors chef de la brigade des pompiers volontaires de Pincourt, est arrivé sur les lieux. Michel n'a oublié aucun détail de ce sauvetage miraculeux qui n'a tenu qu'à une clé...

Monsieur Bernier, comment avez-vous été averti du drame?

La ville de Pincourt organisait son triathlon hivernal annuel. Des centaines de gens circulaient. Les deux petites jouaient près de la rive, sous le pont. La glace a cédé, et toutes les deux ont pris le large. D'ordinaire, à cet endroit, surtout l'hiver, le courant est si fort que la rivière ne gèle jamais complètement. Deux policiers, alertés par une résidente, sont arrivés rapidement sur les

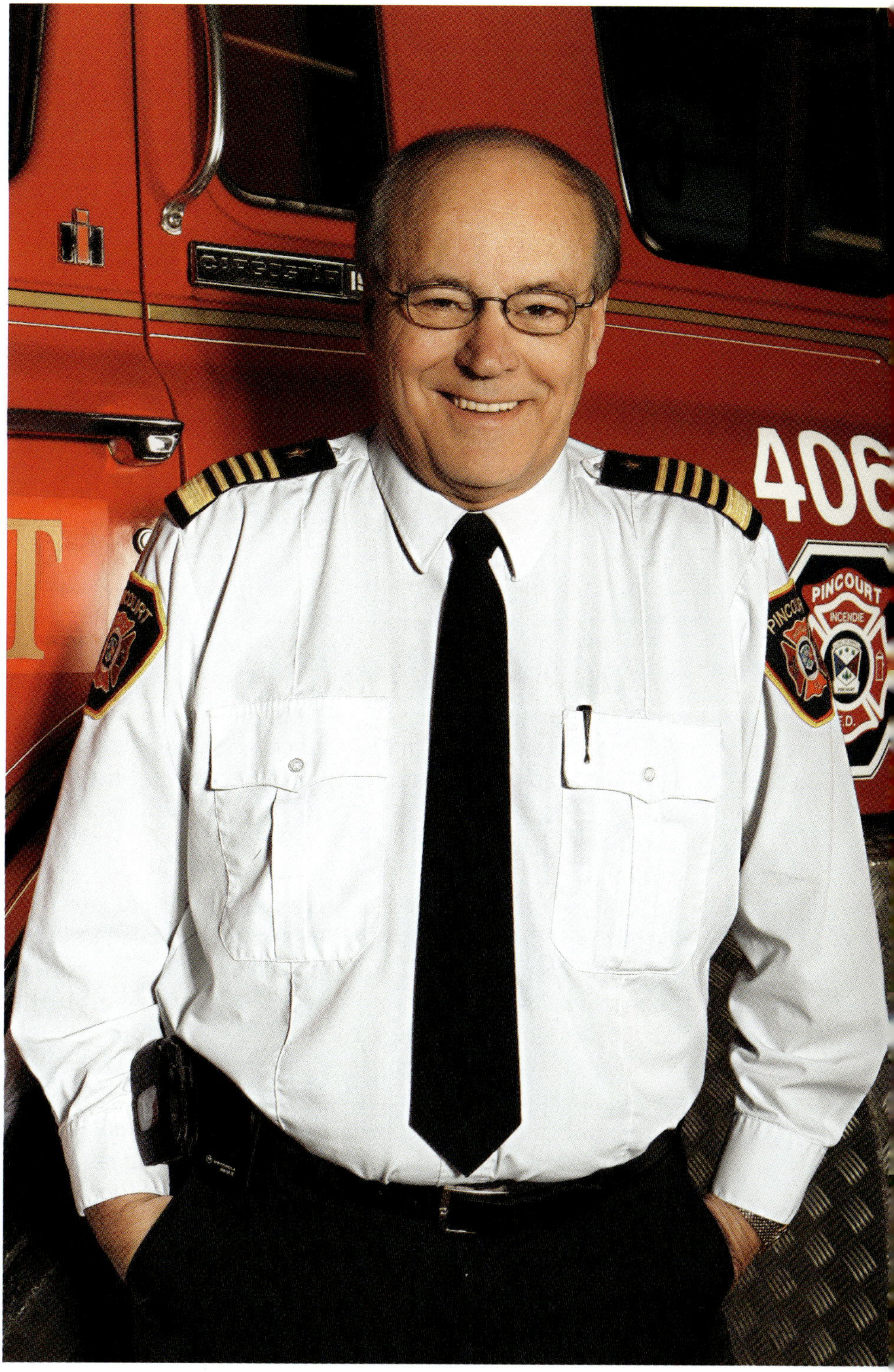
CARGOSTAR
406
PINCOURT
PINCOURT
INCENDIE
F.D.
PINCOURT

lieux. Ils ont lancé un câble à Valérie, qui n'a pas pu s'y agripper. Quant à la petite Cathy, elle avait déjà disparu. J'ai aussitôt reçu sur mon Bell Boy un message qui disait que quelque chose de grave se passait. Je ne savais pas ce qui m'attendait, mais dans ma tête, je me préparais au pire en imaginant un scénario que seul un pompier volontaire peut imaginer. D'instinct, j'ai abouti sur les lieux de la tragédie, un peu comme si je savais que je devais sauver une personne.

«Par miracle, j'ai réussi à ouvrir le cadenas de la chaloupe…»

Qu'avez-vous fait, une fois arrivé sur place?

J'ai aperçu la petite au large, qui flottait grâce à sa combinaison. Une chaloupe était cadenassée à un arbre. La propriétaire de l'embarcation m'a aussitôt lancé son trousseau de clés. Par miracle, j'ai réussi à ouvrir le cadenas de la chaloupe grâce à une clé choisie au hasard. Je dis «miracle», parce que le trousseau contenait quand même une quinzaine de clés! Si j'avais pris une fraction de seconde de plus pour trouver la bonne clé, la petite Valérie ne serait pas vivante aujourd'hui. J'imagine qu'il n'y a pas de hasard dans de telles circonstances. Tout était calculé pour que cette enfant puisse survivre à un tel drame. Toujours est-il que j'ai sauté dans l'embarcation en lâchant un cri à deux adolescents qui étaient sur place, pour qu'ils puissent se joindre à moi. Je savais que c'était risqué, le courant était fort, mais j'avais besoin de renfort. Pendant notre traversée sur les eaux de la rivière, une des rames s'est brisée. J'ai dû me mettre à plat ventre dans la chaloupe et ramer avec mes mains pour la diriger vers l'endroit où la petite se trouvait. Elle était inconsciente et totalement frigorifiée, ça se voyait. Sa tête allait basculer sous l'eau quand soudainement, une de ses jambes s'est levée. C'est à cet instant précis que j'ai pu l'empoigner. Une seconde après, elle aurait disparu sous la glace, comme la petite Cathy.

Cette seconde, c'est celle qui aurait manqué si vous n'étiez pas tombé immédiatement sur la bonne clé?

Oui. C'est la fameuse bonne clé qui l'a sauvée de justesse. Sur le chemin du retour, je lui ai donné la respiration artificielle. La petite était toute bleue, la langue sortie, et son corps était raide comme une barre de fer… Enfin, nous étions à environ 10 mètres de la rive et tout ce qui nous importait, c'était de sauver nos fesses. Nous avions très peur que le courant nous emporte, nous aussi. Les policiers nous ont lancé un câble. Sur le coup, on était trop loin, mais la deuxième tentative a donné un meilleur résultat. Nous avons finalement accosté, sains et saufs. La petite a été transportée d'urgence à l'hôpital.

«J'ai aperçu la petite au large, qui flottait grâce à sa combinaison»

Qu'est devenue l'enfant rescapée?

Je l'ai rencontrée quatre mois plus tard, dans un centre commercial. Elle ne se souvenait plus de rien. Je n'étais pas bouleversé, mais 20 ans après, je l'ai revue. Ouf! Cette fois, ça m'a donné un coup. J'étais ému. J'avais les yeux pleins de larmes. C'était une belle grande fille que j'avais devant moi… Ça m'a fait revivre la scène.

Qu'est-ce qui s'est passé avec l'autre fillette?

On a retrouvé son petit corps une semaine plus tard. Quand on a accosté sur la berge, les policiers m'ont dit: «Tu n'as pas vu l'autre?» J'ai répondu: «Quelle autre? Est-ce que j'ai manqué quelque chose?» Ils m'ont tout de suite dit: «Avant que tu arrives, une fillette est passée sous la glace.» La désolation m'a envahi, je me demandais si c'était parce que mon attention était fixée sur l'autre qui flottait que je ne l'avais pas vue. Après un sauvetage, quand tout est fini, tu craques. Tu te poses plein de questions. Finalement, si c'était à refaire, j'utiliserais les mêmes manœuvres. Je ne changerais rien à ce que j'ai fait pour la sauver.

Vous avez reçu la Médaille de la bravoure. Referiez-vous ce que vous avez fait?

J'ai été téméraire, je l'avoue! J'en ai même oublié des bouts, tellement l'adrénaline était à son maximum. À l'époque, j'étais plus jeune. Aujourd'hui, je crois que j'hésiterais quelques secondes avant de sauter. C'est la sagesse et l'expérience qui parlent. Mon épouse et ma fille ne comprennent pas que je sois encore en vie, étant donné tous les risques que j'ai pris dans ma vie. J'ai le feu sacré, je suis un passionné, un homme totalement dédié à son travail. ■

Pierre Lazure

LE JOUR DE GLOIRE DU «VIEUX» POMPIER

Ce jour de juin 2004, le pompier Pierre Lazure arrive sur la scène du drame. Malgré ses 53 ans, il n'a rien perdu de sa forme. À preuve, c'est lui qui, sans hésiter, saute dans l'eau glacée pour aller sauver une dame âgée d'une noyade certaine.

J'ai rencontré le pompier Pierre Lazure à la caserne de Baie-D'urfé, dans l'ouest de l'île de Montréal. Cet homme de 53 ans a réalisé un sauvetage plus que périlleux dans les eaux tumultueuses du Saint-Laurent.

Monsieur Lazure, que s'est-il passé en ce début de juin 2004?

C'était une journée ensoleillée, le temps était doux. À l'époque, je travaillais dans l'arrondissement Lasalle. J'occupais le poste de chauffeur d'échelle aérienne sur l'un des camions attachés à notre caserne. Je venais tout juste de me remettre d'un accident de travail qui m'avait mis à l'écart pendant 16 mois. L'atmosphère de ma caserne avait changé pendant mon absence. Des jeunes recrues étaient arrivées... et je peux vous confesser que je me sentais vieux. En matinée, nous avons reçu un appel nous signalant qu'une femme flottait sur le fleuve et qu'elle ne bougeait pas. Elle avait été localisée devant le boulevard Lasalle (qui longe le fleuve), à la hauteur de la 75e avenue. À cet endroit, il y a comme une petite baie à l'abri des rapides. C'est à cet endroit que se trouvait la fem-

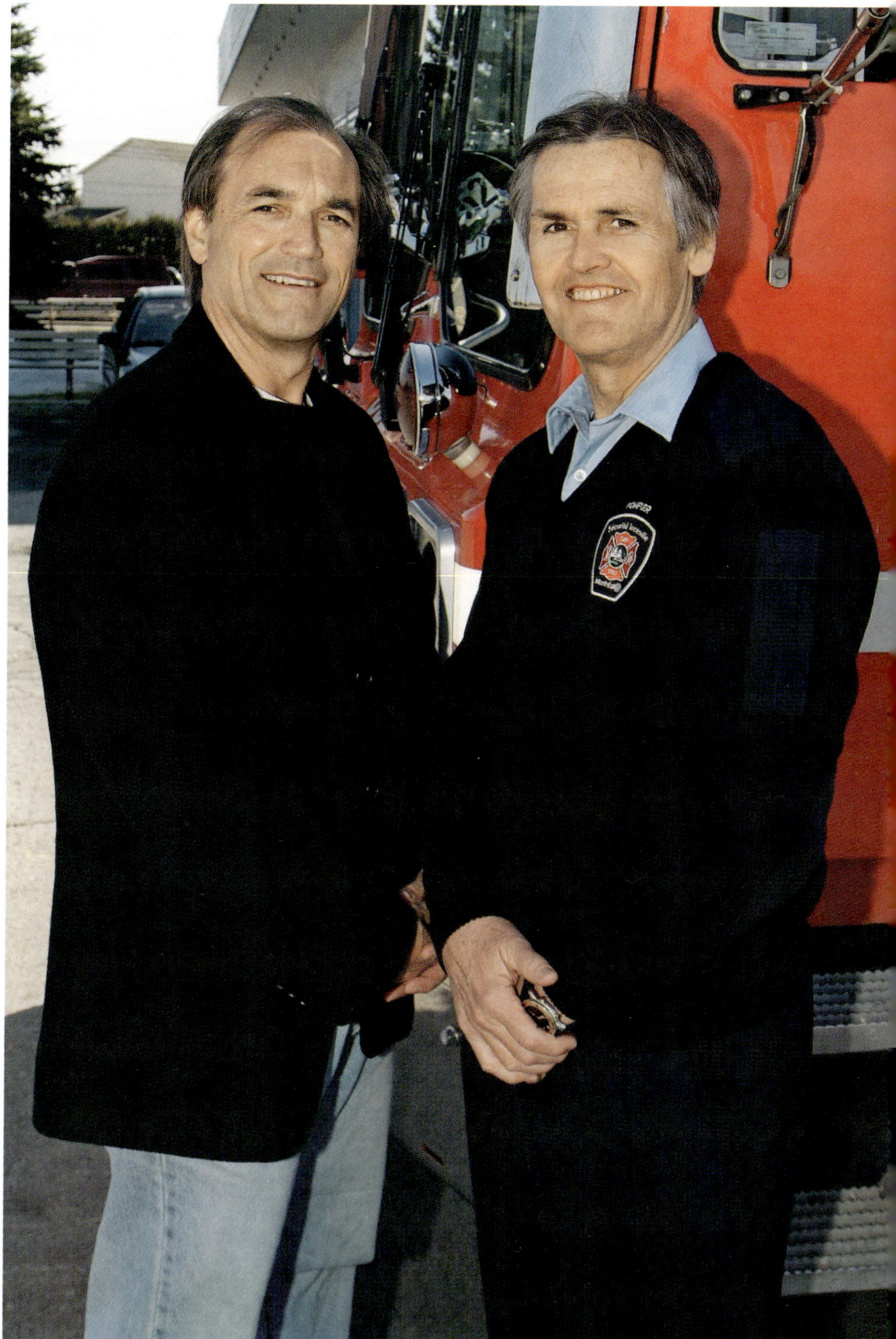
POMPIER

me. Mais le courant l'amenait vers le large et elle était susceptible d'être emportée par les eaux tumultueuses.

Aviez-vous des informations sur cette femme?

C'était une patiente d'un petit hôpital situé non loin de là, près de la 90e avenue; une dame d'environ 70 ans. J'ai su par la suite qu'elle s'était lancée dans le fleuve, juste devant son lieu d'hospitalisation. Elle souhaitait vraisemblablement mettre fin à ses jours.

Comment les choses se sont-elles passées?

Je suis arrivé avec le dernier camion sur les lieux du drame. La police et plusieurs de mes collègues étaient déjà sur place. Il y avait aussi des citoyens qui observaient la scène. On aurait dit que personne ne savait quoi faire. Ça fait drôle de le dire, mais sur le chemin qui me menait vers le fleuve, je sentais que l'événement m'appartenait. Je ne saurais expliquer pourquoi exactement, mais quand je suis arrivé et que j'ai vu que personne ne bougeait, je me suis dirigé vers mon supérieur et j'ai déclaré, très confiant: «C'est moi qui y vais, j'ai toutes mes médailles de maître-nageur». En principe, je devais rester à mon camion, mais ce jour-là, il n'en était pas question.

Votre chef ne vous a pas empêché d'y aller?

Aussitôt que je l'ai avisé de mes intentions, j'ai commencé à me déshabiller pour ne garder que mon caleçon. Je crois qu'il a vu que j'étais déterminé et que je savais ce que je faisais. J'étais tout à fait sûr de mon coup. J'avais suivi des cours de sauvetage nautique; rien ne pouvait m'arrêter. Je constatais aussi que le courant commençait à entraîner la femme vers le large. Il n'y avait pas de temps à perdre.

«Le temps s'était figé; j'avais l'impression de maîtriser la situation»

Vous vous êtes donc lancé dans le fleuve?

Oui, j'ai plongé. Et j'ai tout de suite eu une mauvaise surprise: l'eau était glaciale! C'était le début de juin, et ceux qui connaissent le coin savent qu'il y a de la glace jusqu'à la fin du printemps à cet endroit du fleuve. Après avoir encaissé le choc, j'ai commencé à nager en gardant la tête hors de l'eau pour surveiller la victime. J'ai quand même eu le temps de penser qu'il ne fallait pas que je fasse une crise cardiaque ou qu'une crampe me prenne. La femme était à environ

750 pieds de la rive. J'apportais avec moi une bouée de sauvetage attachée à une corde. Un autre pompier s'était aventuré dans l'eau, mais il est resté plus près de la rive, en arrière-garde. J'ai donc nagé vers la dame en me demandant comment elle réagirait à ma tentative de sauvetage. Le temps s'était figé; j'avais l'impression de maîtriser la situation. J'ai atteint un niveau de concentration très élevé. Mon adrénaline a monté de plusieurs crans! Je voulais sauver cette femme, j'avais décidé de le faire, j'avais imposé mon choix à mon chef et, par conséquent, il fallait que je réussisse.

«Je voulais sauver cette femme, j'avais décidé de le faire»

Dans quel état était la femme?
Elle avait les yeux fermés, mais elle respirait encore. Elle s'est laissé faire. Si elle avait été agressive, cela ne m'aurait pas posé de problème parce que j'avais appris comment agir dans ces situations lors de mes cours de maître-nageur. Je l'ai donc agrippée, et j'ai ramené la pauvre femme vers la rive, où mes collègues et des ambulanciers l'ont prise en charge. Quant à moi, j'ai eu droit à un concert d'éloges de la part des jeunes! On m'a enveloppé de couvertures et on m'a félicité.

Quelle est la signification de ce sauvetage pour vous?
Il ne faut pas oublier que je revenais d'un long congé de maladie. Je reconnais que je manquais d'assurance à l'époque. Je voulais montrer aux jeunes qui ne me connaissaient pas que j'étais capable, que le «vieux» faisait encore partie de la gang! Après cet événement, j'ai eu la franche impression d'être de retour parmi les miens. Ça m'a fait un bien énorme.

Avez-vous été décoré?
En décembre 2005, j'ai reçu la Médaille de bronze du Service de sécurité incendie de Montréal. On accorde cette distinction à un pompier pour le féliciter d'avoir accompli sa mission dans des circonstances périlleuses. J'ai aussi reçu des remerciements de la part de la fille de la dame que j'ai repêchée. Sauver des vies est le rêve de tous les pompiers. Je le constate à chaque rencontre avec des recrues. C'est notre métier...

J'ai été très impressionné par Pierre Lazure. Sa forme physique lui a très certainement permis d'accomplir son acte de bravoure. Pourtant, ce jour-là, il aurait pu rester dans son camion: personne ne le lui aurait reproché. Il a plutôt choisi d'agir. Voilà ce qui fait la force des héros. ■

Nadia Varcotas

Terreur à Corfou

Risquant la noyade, Nadia Varcotas voit un homme en difficulté. Elle fait tout pour le sauver, mais en vain. Elle pleure. Pourtant, sur la plage, quatre personnes lui doivent déjà la vie...

Nadia, qu'est-il arrivé le 12 août 2002?

J'ai l'habitude de passer l'été chez mon père, qui habite Corfou, en Grèce. Pour accommoder une amie, j'ai décidé de me rendre à une petite plage située près d'un village que je connaissais. J'étais accompagnée de deux de mes amis américains, et nous avons décidé de nous baigner. La journée était splendide. Je suis une excellente nageuse et je n'ai jamais eu peur de l'eau. Je suis donc partie vers le large comme j'en ai l'habitude, sans me soucier de quoi que ce soit. À un certain moment, j'ai vu mes deux amis américains qui avaient l'air de se disputer. J'ai nagé vers eux et j'ai vu que l'un des deux avait abandonné l'autre pour regagner la plage à la nage. Je ne réalisais pas ce qui se passait. Je me suis approchée de celui qui restait sur place et je me suis rendu compte qu'il était en train de se noyer même si ses pieds pouvaient toucher le fond et que la mer était calme.

Que se passait-il?

Un phénomène très rare était en train de se produire. Le sol au fond de la mer se dérobait littéralement sous

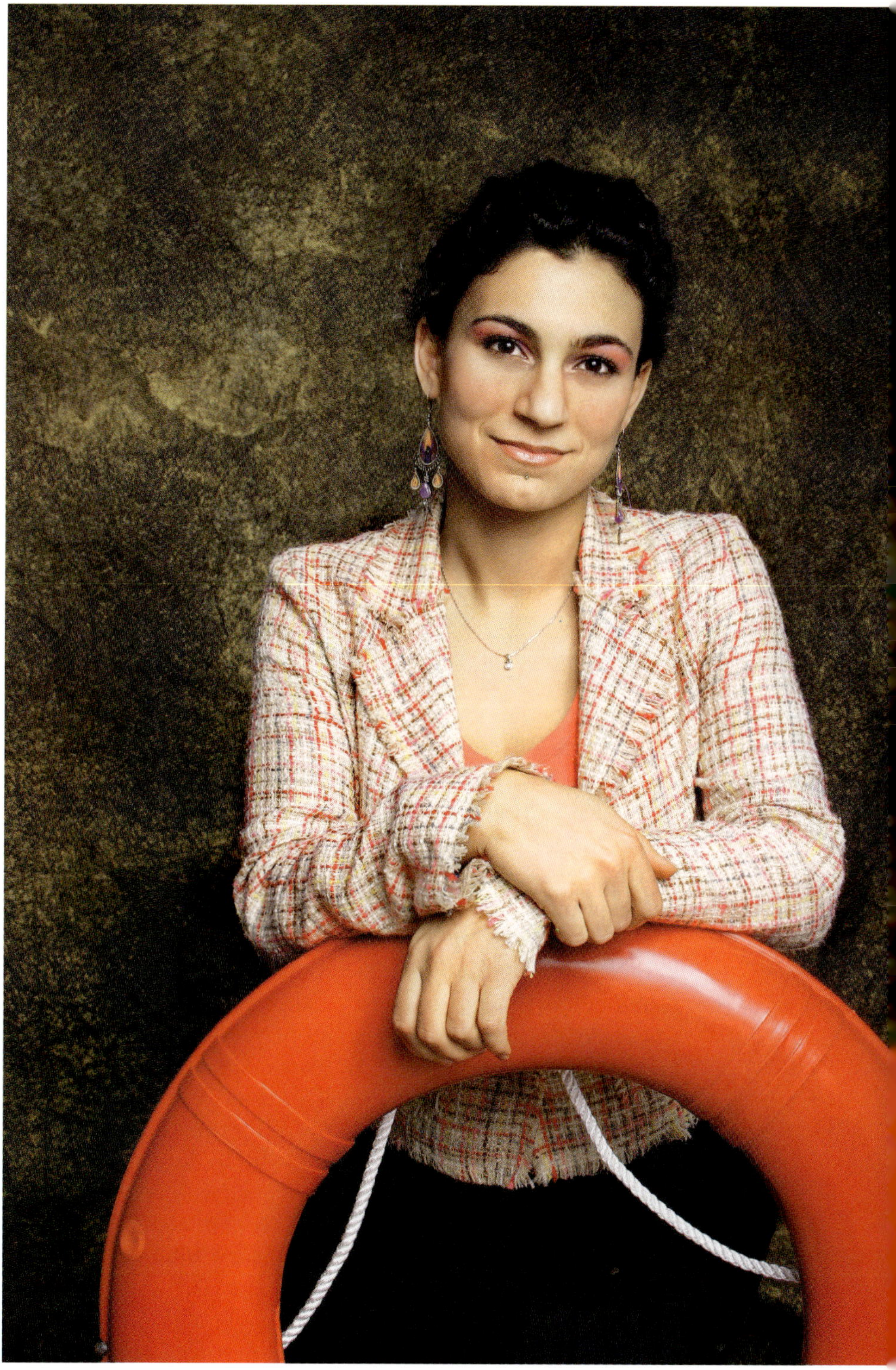

les pieds des gens qui se baignaient. Un fort courant sous-marin faisait en sorte que les gens étaient comme happés et qu'ils n'arrivaient pas à se redresser. En luttant pour préserver leur équilibre, ils s'épuisaient et couraient le risque de se noyer. De mon côté, je nageais en surface, et le courant sous-marin n'avait pas d'impact sur mes mouvements. La mer semblait si calme!

Elle me criait, désespérée: «Mon mari, mon mari!» En la ramenant sur la berge, je lui ai promis que j'irais le sauver.

Tu devais être au bord de l'épuisement?

Oui, mais je n'y pensais pas. Personne ne bougeait sur la plage. Il fallait bien que quelqu'un fasse quelque chose! À bout de souffle, j'ai replongé et nagé en direction de l'homme qui était déporté vers le large. Je suis arrivée à lui. Il était inconscient, mais vivant. J'ai commencé à le ramener, mais j'étais au bout de mes forces et je l'ai perdu. À ce moment, je n'étais même plus capable de nager et j'ai commencé à me noyer à mon tour. Je me laissais simplement aller. J'étais très calme et je me disais que j'étais en train de mourir. Quand j'y repense, ça m'étonne toujours. Puis, dans cet état de confusion, j'ai pensé à ma mère et à mon frère. Je me suis dit que je leur devais d'essayer de m'en sortir. J'ai donc eu un deuxième souffle et je suis parvenue à prendre le dessus. Quand j'ai sorti ma tête de l'eau, j'ai résolu d'aller chercher l'homme que j'avais échappé. À aucun moment, je n'ai pensé l'abandonner. Je l'ai ramené sur la plage, mais il était inconscient.

«Elle me criait, désespérée: "Mon mari, mon mari!"»

Qu'as-tu fait alors?

J'ai pu ramener mon ami. J'avais été sauveteuse et je savais comment m'y prendre pour sortir de l'eau quelqu'un qui se débat. Parvenue sur le rivage, je me suis rendu compte que quatre autres personnes se débattaient tout en étant déportées vers le large. Je suis donc retournée dans l'eau et j'ai été sauver une jeune femme qui se noyait. Puis, j'ai replongé et j'ai sorti de l'eau une fille de 12 ans. J'étais à ce moment extrêmement fatiguée. Chaque sauvetage me prenait environ 10 minutes. Mais il restait dans la mer deux adultes, une femme et son mari, qui étaient en détresse. Il était hors de question que je laisse deux personnes mourir. J'ai donc replongé. J'ai réussi à tirer la femme de l'eau.

Les secours étaient-ils arrivés?
Non! Il n'y avait même pas de maître-nageur sur place. Même si mes amis essayaient de me tenir à l'écart en me disant que j'en avais déjà fait beaucoup, j'ai commencé des manœuvres de réanimation. Elles ont duré environ 20 minutes. Je dois dire que je les ai poursuivies, car l'épouse de l'homme était sur place. Mais je voyais bien qu'il était mort. J'ai cessé de lui faire le bouche-à-bouche et des massages à l'arrivée des ambulanciers. J'ai alors commencé à pleurer et, croyez-moi, ce n'est pas mon genre.

Pourquoi?
Pour plusieurs raisons. Je me sentais coupable de ne pas avoir réussi à sauver cet homme. Aussi, j'étais frustrée de voir tous ces gens sur la plage, dont aucun n'avait levé le petit doigt pour m'aider. Il y avait des bateaux à quai, des hommes bien portants sur les lieux, et j'ai été la seule à agir. J'en voulais à tout le monde.

Est-ce que les gens du village t'ont rendu hommage pour ton geste?
Pas officiellement. La jeune femme que j'ai sauvée est venue me voir, avec toutes ses amies du village, pour me rendre hommage et me réconforter. J'ai aussi eu des nouvelles de la veuve, mais je n'ai pu lui parler. Le lendemain, j'ai su que les autorités avaient posté un maître-nageur sur la plage. Puis les gens ont recommencé à se baigner comme si de rien n'était.

Qu'est-ce que tu as retenu de cette journée?
Avant, j'étais très téméraire. Je nageais en eau profonde et ne refusais aucun défi. Je n'avais pas peur de l'eau. J'y étais à l'aise comme sur la terre. J'ai pratiqué le water-polo, la nage synchronisée, et j'ai été sauveteuse. Aujourd'hui, je sais ce que vaut la vie, je sais qu'elle est fragile. Je me suis assagie. Je ne m'explique pas encore comment j'ai eu une telle énergie ce jour-là. Pourquoi suis-je allée à cette plage? Mais je ne suis pas encore en paix, car je me dis souvent que j'aurais pu sauver la vie de cet homme. Je n'oublierai jamais son visage.

«À aucun moment, je n'ai pensé l'abandonner»

Je suis persuadé que Nadia vivra un jour en paix. Elle prendra pleinement conscience de l'acte de bravoure absolument remarquable qu'elle a accompli. Quatre personnes vivent aujourd'hui grâce à cette courageuse jeune femme. Pour elles, Nadia sera toujours l'ange de Corfou. ■

Nathalie Bolduc, 25 ans

LE VOYAGE DE CHASSE QUI A MAL TOURNÉ

Le 1er octobre 2001, à 5 h du matin, Nathalie Bolduc, son chum et leur copain, qui font un voyage de chasse dans le Grand Nord, prennent place dans une chaloupe pour se rendre à leur cache. Soudain, l'eau commence à s'infiltrer dans l'embarcation. Tous trois basculent dans l'eau froide, avec leurs bagages sur le dos...

Nathalie Bolduc, une grande sportive, nage au plus vite pour sauver sa peau, croyant que ses amis font de même. Or, en sortant de l'eau, elle constate que l'ami de son amoureux, Lucas, est bel et bien en train de se noyer! N'écoutant que son courage, la jeune femme de 20 ans nage jusqu'à lui, avec des bottes aux pieds et un équipement de chasse sur les épaules. Un geste de courage relevant de l'exploit et même... d'une scène de cinéma!

Madame Bolduc, comment expliquez-vous cet incident?
Je n'en ai aucune idée. Je sais seulement que nous étions à 150 mètres de la rive et que l'eau s'est rapidement infiltrée dans la pointe de la barque, où Lucas était assis. En l'espace de quelques secondes, nous avons coulé. Nous n'avions pas mis nos gilets de sauvetage, car nous portions tout notre équipement de chasse sur le dos, et je croyais que tout le monde à bord savait nager. Quand l'eau a commencé à rentrer, Lucas s'est carrément levé, en s'exclamant: «On coule!» J'ai aussitôt crié: «Prenez vos ceintures de sécurité!» J'ai juste eu le temps de prendre la mienne et j'ai laissé tom-

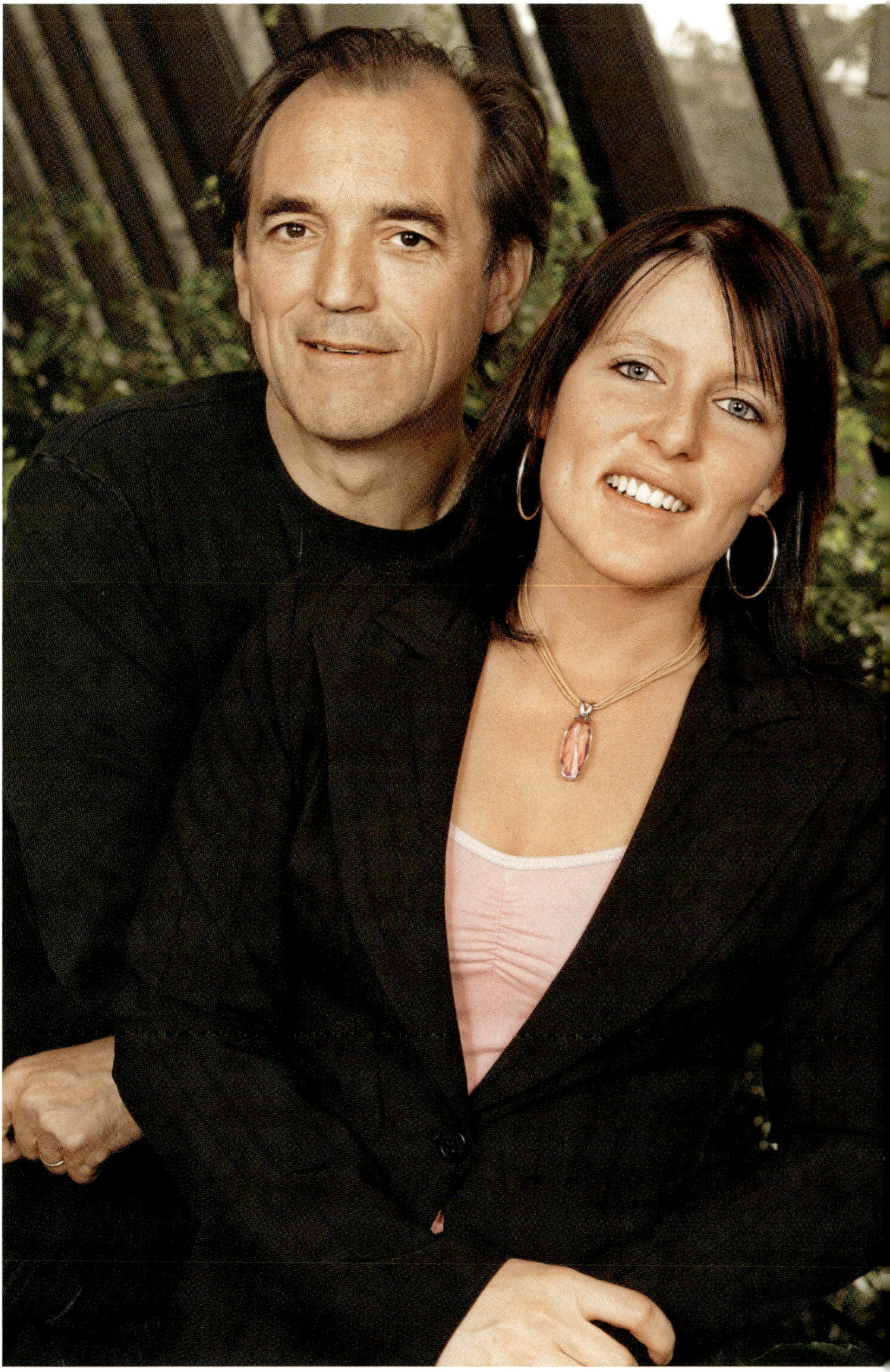

ber dans l'eau ma belle carabine neuve.

À quoi pensiez-vous quand vous nagiez?

Disons que je me sentais très loin de chez moi... Mon but, c'était de me sortir de là au plus vite! Je pensais à ma mère, à mon boulot et à mes vaches, car je travaille sur une ferme. Je voyais des images défiler dans ma tête, comme si j'étais en train de perdre à jamais mon univers. Je nageais en utilisant une seule main, puisque je tenais ma ceinture de sécurité dans l'autre.

Aviez-vous toujours votre équipement de chasse sur le dos?

Oui. De plus, l'eau était glacée. J'avais peur de rester trop longtemps sur place. Quant à mon chum de l'époque, il a réussi à se cramponner à une rame pour s'en sortir. Toujours est-il qu'une fois arrivée sur le bord de la rive, essoufflée, je devais peser au moins 400 lb tellement j'étais trempée! Entre-temps, mon chum me hurlait d'aller chercher Lucas. Il a dû me le crier au moins 15 fois avant que je réagisse! J'étais plongée dans ma bulle.

Comment avez-vous sauvé votre copain?

Quand j'ai finalement entendu mon chum m'appeler, j'ai tout de suite aperçu Lucas, qui n'avait pas bougé de l'endroit où nous étions tombés. Il essayait tant bien que mal de rester à la surface de l'eau. Ça a pris plusieurs secondes avant que je réalise ce qui était en train de se passer. Puis, d'un seul coup, j'ai plongé, en oubliant d'enlever mes bottes et mon sac à dos. J'étais sur l'adrénaline... La pesanteur de mes bagages m'importait donc peu.

«Épuisé, il s'est complètement abandonné et s'est allongé sur le dos»

Et le temps pressait...

Oui et dans l'énervement, en arrivant près de Lucas, je lui ai même demandé: «Est-ce que je peux écraser tes sandwiches dans ton sac à dos?» J'imagine que je tentais de le distraire pour qu'il ne s'agrippe pas à moi à cause de la panique qui l'envahissait. Mes cours de natation me sont revenus: je savais exactement quoi faire pour l'aider. Épuisé, il s'est complètement abandonné et s'est allongé sur le dos. Ainsi, j'ai pu le prendre par le dessous des bras et le traîner avec moi. Autrement, on aurait pu y passer tous les deux...

Que faisait votre ami de cœur pendant tout ce temps?

Il nageait derrière nous. Il m'a aidée à sortir Lucas de l'eau une fois que j'ai atteint la rive. Le froid commençait à nous engourdir. Nous avons marché près de 10 minutes pour nous rendre au chalet. Pendant que François tenait Lucas par le bras, moi, je traînais de la patte derrière eux.

Qu'avez-vous fait une fois rendus au chalet?

On s'est d'abord déshabillés. Puis on s'est emmitouflés dans de grosses couvertures pour se réchauffer. Pendant 15 minutes, on est restés silencieux. Et là, on s'est dit: «Merde! On aurait tous pu y passer!» On était envahis par la peur.

Avez-vous sollicité l'aide des gens du village?

Un peu plus tard dans la journée, les gars sont partis en voiture pour téléphoner au père de François. Le lendemain, son père est donc venu nous retrouver, en prenant soin de nous apporter de nouvelles carabines. Nous sommes restés sur le site avec lui durant tout le reste du temps. Deux semaines après notre retour à la maison, François et moi sommes retournés au chalet dans l'espoir de fouiller le fond du lac, histoire de récupérer notre matériel et surtout ma carabine neuve.

Qu'est-ce que cette expérience vous a enseigné?

J'ai réalisé que les règles de sécurité sont importantes. Même si je sais très bien nager, aujourd'hui, je porte toujours mon gilet de sauvetage. Je ne prends plus de risques inutiles, car les accidents, ça n'arrive pas qu'aux autres, croyez-moi! ■

> «On aurait pu y passer tous les deux...»

Alexi Lareau

«J'ÉTAIS EN TRAIN DE MOURIR MOI AUSSI...»

En vacances aux Îles-de-la-Madeleine, Alexi Lareau, 16 ans, se rend à la plage. Dans l'eau, à quelques pieds de lui, une femme semble en détresse. N'écoutant que son courage, Alexi tente de la ramener vers lui, mais il est aussitôt entraîné par le courant et il devient à son tour prisonnier des vagues.

Alexi, quand et comment cet accident est-il survenu?

C'était le 31 juillet 2004. J'aime la mer et particulièrement les vagues. Je nageais donc assez loin de la plage quand c'est arrivé. Il faisait chaud et la mer était mouvementée. Ça ne m'inquiétait pas, puisque je suis un bon nageur et que j'aime l'aventure. À une dizaine de pieds de moi, j'ai aperçu une dame d'un certain âge qui semblait éprouver de graves difficultés. Elle me paraissait en danger de mort. Les vagues la projetaient vers le large. Elle essayait de nager vers moi, mais la marée montait, ce qui lui compliquait la tâche.

Et vous êtes donc intervenu?

C'est exact. Je ne pouvais pas la regarder se noyer sans agir. C'était plus fort que moi, je devais aller la chercher. Et c'est ce que j'ai fait. Je lui ai crié: «N'allez pas trop loin, revenez!» Sans que je le sache, elle était prisonnière du courant. Elle s'est écriée: «Je ne suis plus capable!» Au même moment, j'ai été moi aussi projeté vers le courant. J'ai quand même pu lui prendre la main; j'essayais de la protéger contre les vagues. Nous dérivions.

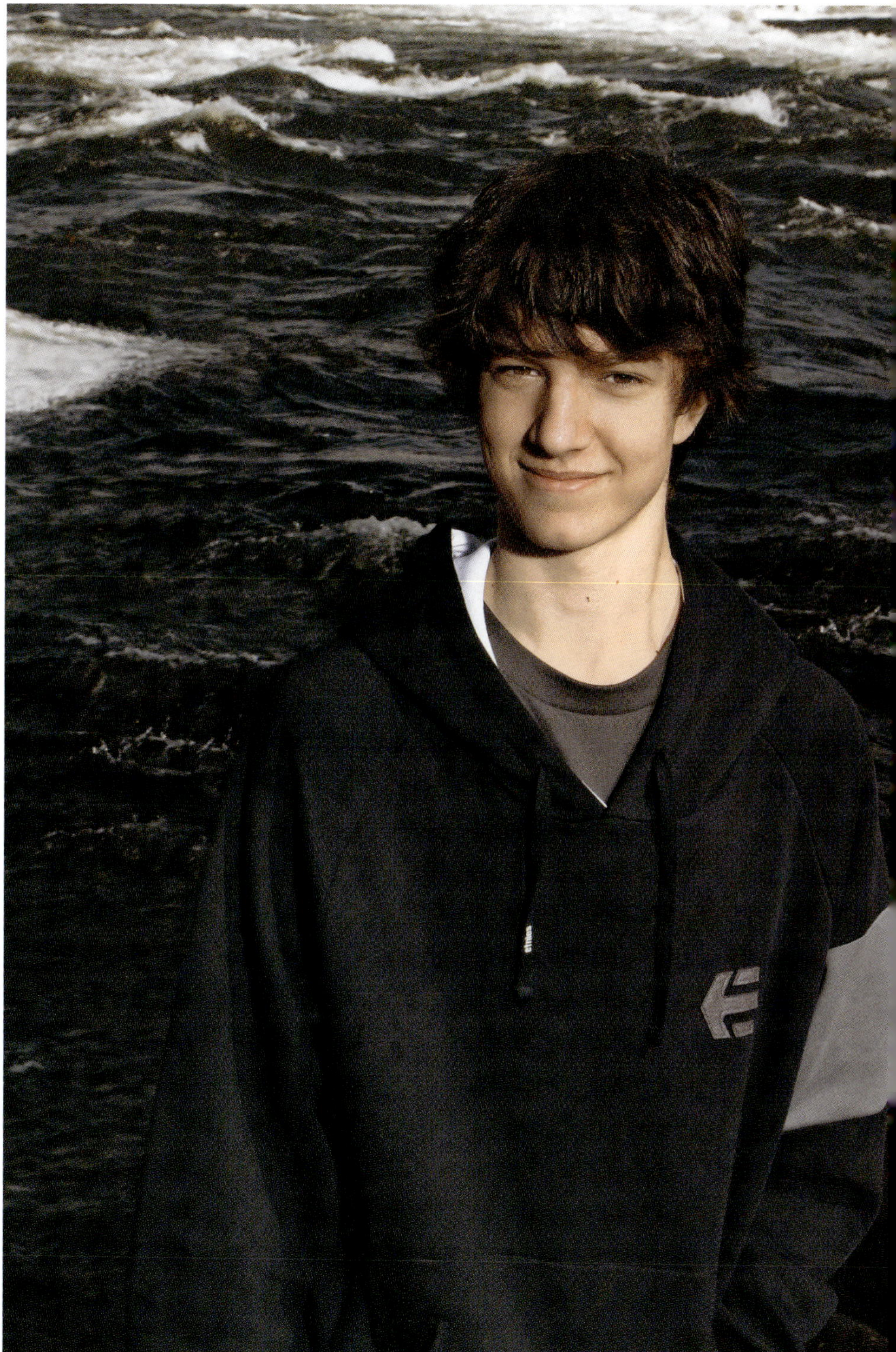

J'avalais de l'eau toutes les cinq secondes. J'étais en train de me noyer moi aussi. À un moment donné, je n'ai plus eu le choix, j'ai dû lâcher la dame. Je n'étais plus capable de la retenir, j'étais en train de mourir moi aussi.

Vos amis ne vous ont-ils pas aidé?

Oui, bien sûr! Ils sont retournés sur la plage pour chercher l'aide nécessaire. Pendant ce temps, je me battais pour rester en vie. La seule chose que je voulais, c'était arriver en vie sur la terre ferme.

Comment vous en êtes-vous sorti?

À mon avis, c'est l'adrénaline qui m'a sauvé la vie, du moins en partie. C'est quelque chose d'assez fort, vous savez. Le mérite revient également à quatre bons samaritains sur la plage, qui ont eu l'idée géniale de dresser une chaîne humaine en utilisant des bouées de sauvetage. J'ai pu en agripper une. J'ai repris mon souffle. Je voyais que la dame n'arrivait pas à saisir la dernière bouée. Je suis retourné à sa rescousse avec un ami en m'accrochant cette fois à une bouée. Grâce au ciel, elle a pu rejoindre mon pied et le saisir. Puis, nous sommes revenus ensemble sur la terre ferme.

Comment vous sentiez-vous à ce moment-là?

Très mal! En arrivant sur la plage, je suis tombé. J'étais étourdi et j'avais des nausées. Inutile de vous dire que j'ai été très malade! Bref, j'étais incapable de bouger. J'aurais dû, en principe, perdre conscience, surtout avec toute la quantité d'eau que j'avais avalée. Mais je suis resté éveillé malgré tout.

«J'ai été moi aussi projeté vers le courant»

Vous a-t-on transporté à l'hôpital?

Oui, en ambulance. Je suis resté une journée à l'hôpital. J'avais de l'eau dans les poumons. J'ai passé des tests pour déterminer si je n'avais pas contracté une quelconque infection aux poumons. Ce n'était pas le cas.

Avez-vous revu la dame que vous avez sauvée?

Oui, à l'hôpital. C'est la première personne que j'ai vue. Elle s'était remise de ses émotions. Je n'ai pas pu lui parler beaucoup. Elle m'a dit: «Tu es mon sauveur, et je vais entreprendre toutes les démarches pour que tu reçoives la médaille du civisme.» Je lui ai répondu: «N'importe qui aurait fait la même chose!» Apparemment, ce n'est pas tout le monde qui aurait pris un tel risque, m'a-t-on dit. Mais je l'ai pris, ce risque. Pour moi, une vie humaine était en jeu, et c'est tout ce qui m'importait.

Êtes-vous retourné à la plage pour affronter les vagues?
Sérieusement? Non! En fait, j'y suis retourné, mais pas pour me baigner. À vrai dire, je ne pense vraiment pas à ça. Je ne suis pas prêt à remettre les pieds dans la mer. J'ai encore trop peur de ce qui peut m'arriver. Quand la marée monte et que tu entres dans un courant, tu ne sais jamais où cela peut te mener. Je ne m'y aventure donc plus. Cet événement remonte à deux ans seulement. Je ne suis pas pressé de retourner à la plage.

C'en est donc fini pour vous?
Je vais le faire, mais pas tout de suite. Je crois que le temps arrange les choses. Pour me motiver à y retourner, je me répète souvent que cette histoire appartient désormais au passé.

Feriez-vous un autre sauvetage du genre?
Hum... *(Silence)* Ça dépendrait des circonstances. Mes peurs sont encore présentes. Disons que je m'y prendrais autrement, en utilisant, notamment, des moyens plus sécuritaires. Je penserais à moi un petit peu plus... Une chose est certaine: si une vie humaine était menacée, je ne pourrais pas rester passif. Le seul conseil que je peux donner aux gens, c'est que la prudence doit demeurer une priorité.

Finalement, vous a-t-on décerné une médaille pour votre exploit?
En effet, le 13 février dernier, le ministre de la Justice, Yvon Marcoux, m'a remis la Médaille du civisme. J'étais ému et fier en même temps. J'ai écouté les autres témoignages. C'était assez troublant. J'ai vu que je n'étais pas la seule personne qui avait risqué sa vie pour en sauver une autre. Je suis content d'avoir pu aider cette femme. ■

«Je ne suis pas près de remettre les pieds dans la mer»

Nathalie Feuiltault

PÉRIL AU FOND DU SAINT-LAURENT

Un jour de mai 2004, Nathalie Feuiltault fait de la plongée sous-marine avec quatre de ses élèves. Soudainement, à 50 pieds de profondeur, l'un d'eux perd connaissance. Histoire d'un sauvetage hors du commun.

Nathalie Feuiltault, directrice de projets à la Banque Nationale, est aussi une instructeure de plongée sous-marine expérimentée qui adore relever des défis. À peine rentrée d'un voyage en Afrique, où elle a fait l'ascension du Kilimandjaro, voilà qu'elle envisage de créer dans un avenir rapproché son propre triathlon pour appuyer la cause des gens qui vivent des épreuves difficiles. Elle compte aussi parcourir en ski de fond plusieurs centaines de kilomètres dans le Grand Nord, et cela, même si elle n'a qu'un seul bras! Cette femme de 36 ans, amputée du bras droit à l'âge de 8 ans, a vécu en mai 2004 l'une des expériences les plus marquantes de sa vie en sauvant un homme de la noyade.

Nathalie, que s'est-il passé ce jour-là?

J'accompagnais quatre de mes élèves dans les eaux du Saint-Laurent, non loin de Cornwall, pour leur certification. L'un d'eux a perdu connaissance au fond de l'eau. Il a probablement souffert d'hyperventilation. Sa bonbonne d'air a été examinée après l'incident, et on a découvert qu'elle était complètement vide. Cet homme était corpu-

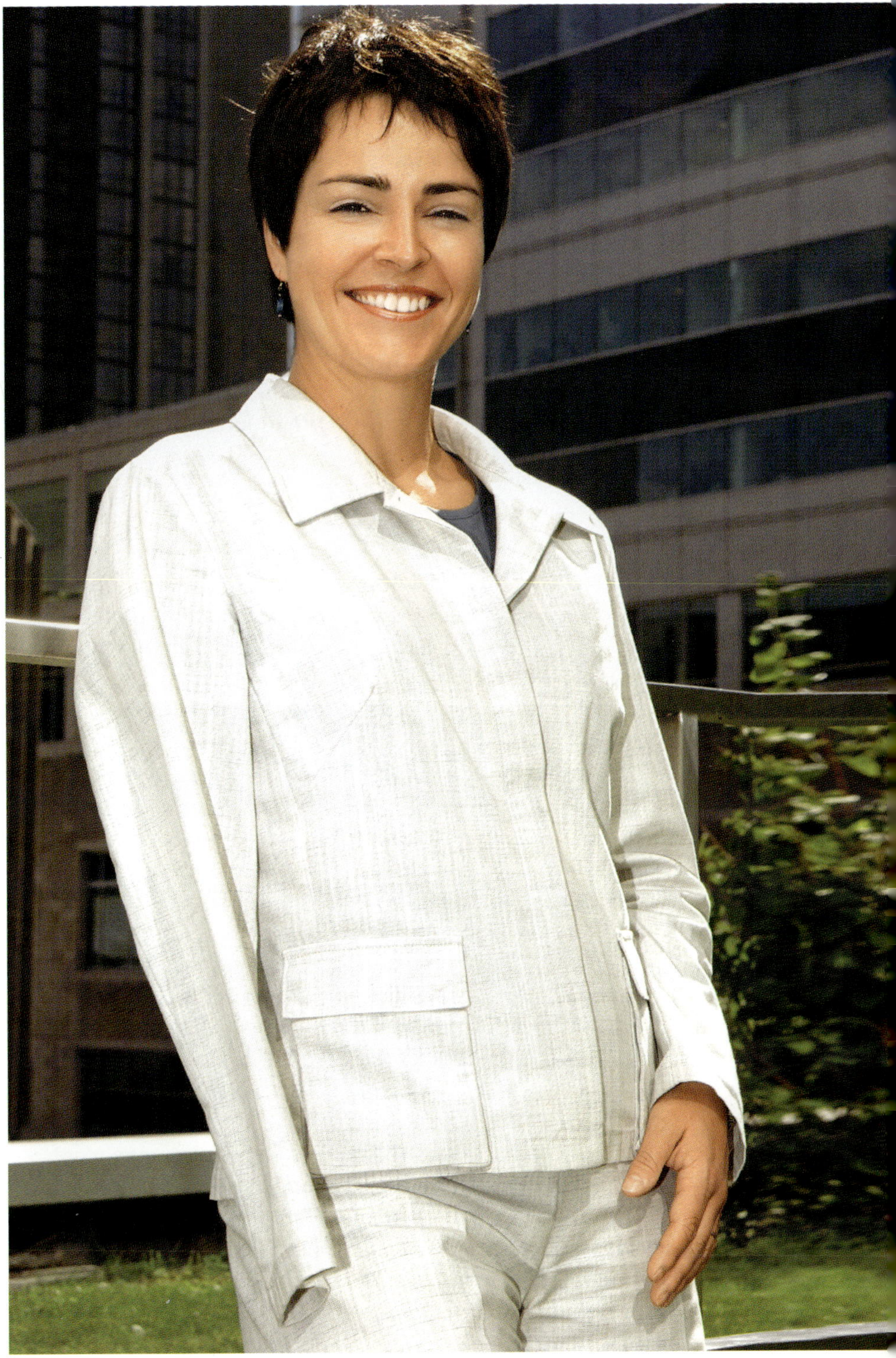

lent et n'était pas en parfaite forme physique. Le courant était assez fort, et cela a dû l'épuiser. Mais comme il était fier et qu'il voulait réussir son cours, il n'a rien dit. Durant l'examen, je lui ai maintes fois demandé, avec mes doigts, si tout allait bien. Chaque fois, il m'a répondu oui de la tête. Vers la fin de l'exercice, je l'ai vu perdre son détendeur, l'élément qu'un plongeur garde dans la bouche et qui lui permet de respirer. Je lui en ai immédiatement donné un autre – un instructeur en a toujours deux avec lui. Cependant, après avoir inspiré une fois, il a de nouveau lâché le détendeur. Je devais faire vite et, surtout, ne pas paniquer. Il s'était évanoui la bouche fermée, et je ne pouvais pas le remonter rapidement: ses poumons contenaient toujours de l'air et ils auraient pu exploser. Il fallait donc, à 50 pieds sous l'eau, que je dégage ses voies respiratoires en ramenant sa tête vers l'arrière pour qu'il ait la bouche légèrement entrouverte et que l'air puisse s'échapper des poumons au moment de la remontée. L'homme devait peser un bon 170 kg avec son équipement. Cela dit, je l'ai ramené à la surface en quelques secondes tout en maintenant sa tête penchée vers l'arrière à l'aide de ma seule main et ce, en dépit du courant.

«Il fallait, à 50 pieds sous l'eau, que je dégage ses voies respiratoires»

Étiez-vous à proximité de la rive ou d'une embarcation?

Nous étions au beau milieu du fleuve Saint-Laurent, à au moins sept minutes de la rive. Heureusement, mon élève respirait. Je n'ai donc pas eu à pratiquer sur lui la respiration artificielle. Par contre, il était toujours inconscient. Au loin, je voyais des plongeurs que je ne connaissais pas. Personne n'est venu à notre rescousse. Pourtant, j'ai sifflé, ce qui signifie qu'il y a urgence. J'ai su plus tard qu'ils croyaient que c'était moi qui avais un problème – à cause de mon bras en moins, bien sûr! J'ai donc tenu mon élève avec mon unique bras et je me suis propulsée à l'aide de mes jambes. Ce n'est qu'en arrivant sur la rive qu'il a repris connaissance. J'étais soulagée et heureuse.

Les autres plongeurs n'ont rien fait pour vous aider?

Non! Il semble que ce n'est pas tout le monde qui se soucie de la sécurité des autres. Sur le coup, ça m'a beaucoup choquée, mais très vite je n'ai plus pensé à eux. Tout ce qui m'importait, c'était de sauver la personne dont j'avais la responsabilité. Maintenant, je répète souvent à mes élèves qu'ils doivent apprendre à assurer leur propre sécurité. Je leur conseille fortement de suivre des cours de secourisme. Il est extrêmement rare qu'un tel incident se produise en plongée. Ma certification en oxygénothérapie m'a cependant aidée à sauver la vie de cet homme.

«Ses poumons contenaient toujours de l'air et ils auraient pu exploser»

À quoi avez-vous pensé sur le coup?

Je n'ai jamais hésité. Je me suis dit: «Je le fais et j'y arrive.» Je me sentais parfaitement dans le moment. Dans le ici et maintenant. C'était comme un film, sauf que j'y étais. Je me suis vue en train de réaliser toutes les étapes de secourisme que j'enseigne. Je crois que si une telle chose m'est arrivée, c'est que j'étais en mesure de relever le défi.

Pourquoi dites-vous cela?

Je suis une fille qui aime les défis. J'essaie constamment de me dépasser. J'ai toujours dit que je ne l'avais pas eu facile dans la vie, ce qui m'a préparée à vivre de telles expériences. À huit ans, en voulant aider un ami pris dans un arbre, je me suis électrocutée. Ça m'a coûté un bras et j'ai aussi failli perdre une jambe. Être capable de rebondir après une telle épreuve m'a donné la conviction que je pouvais relever d'autres défis et surmonter, d'une certaine façon, ce qui semblait a priori impossible. En tant qu'instructeure, je me sens plus forte. Je suis crédible aux yeux de mes élèves, car je parle de secourisme en connaissance de cause. Il est important de connaître les risques, surtout quand on pratique des sports extrêmes.

Et votre élève, comment s'en est-il tiré?

Indemne. Une fois hors de l'eau, il a été à l'hôpital, où il a passé des tests. Plus tard, pour me remercier, il m'a offert des fleurs.

Avez-vous reçu une médaille de bravoure pour cet exploit?

Pas du tout! Quelqu'un a eu la gentillesse de soumettre ma candidature, mais on lui a répondu, au Ministère, que j'avais effectué ce sauvetage dans le cadre de mes fonctions. En réalité, j'avoue qu'il n'existe aucune médaille qui puisse te donner le sentiment d'avoir secouru une personne, et il n'y a rien non plus qui puisse te l'enlever. ■

Philippe Jobin

Héros grâce à une planche de surf

Pendant des vacances au Venezuela, Philippe Jobin a acquis une planche de surf. Il ne savait pas qu'elle lui serait plus utile pour sauver son prochain que pour surfer sur les vagues… Retour sur un exploit salé.

En mars 2005, Philippe Jobin, 37 ans, et son épouse, Caroline, partent au Venezuela pour se prélasser au soleil. Deux jours après leur arrivée, l'homme, un bon nageur, achète une planche de surf bien qu'il ignore à peu près tout de ce sport. Il était loin de se douter que ce petit morceau de plastique pourrait peut-être lui permettre de sauver une vie. La mer était agitée et les vagues mesuraient environ quatre pieds de hauteur. En sortant de l'eau, le bon Samaritain aperçoit deux baigneurs en crise de panique. L'un d'eux semble sur le point de se noyer. Sans hésiter, Philippe plonge dans la mer avec sa planche. De salut.

Monsieur Jobin, comment avez-vous su que l'homme était en détresse?

Je venais de me baigner et de commencer à pratiquer mon nouveau sport, le surf. Une fois arrivé sur la plage, j'ai entendu les cris stridents d'un homme et d'une femme. Je suis sorti de l'eau, je me suis vite retourné, puis j'ai aperçu un autre homme, d'une cinquantaine d'années environ, qui hurlait. Ses bras se balançaient dans les airs et sa tête entrait dans l'eau et en

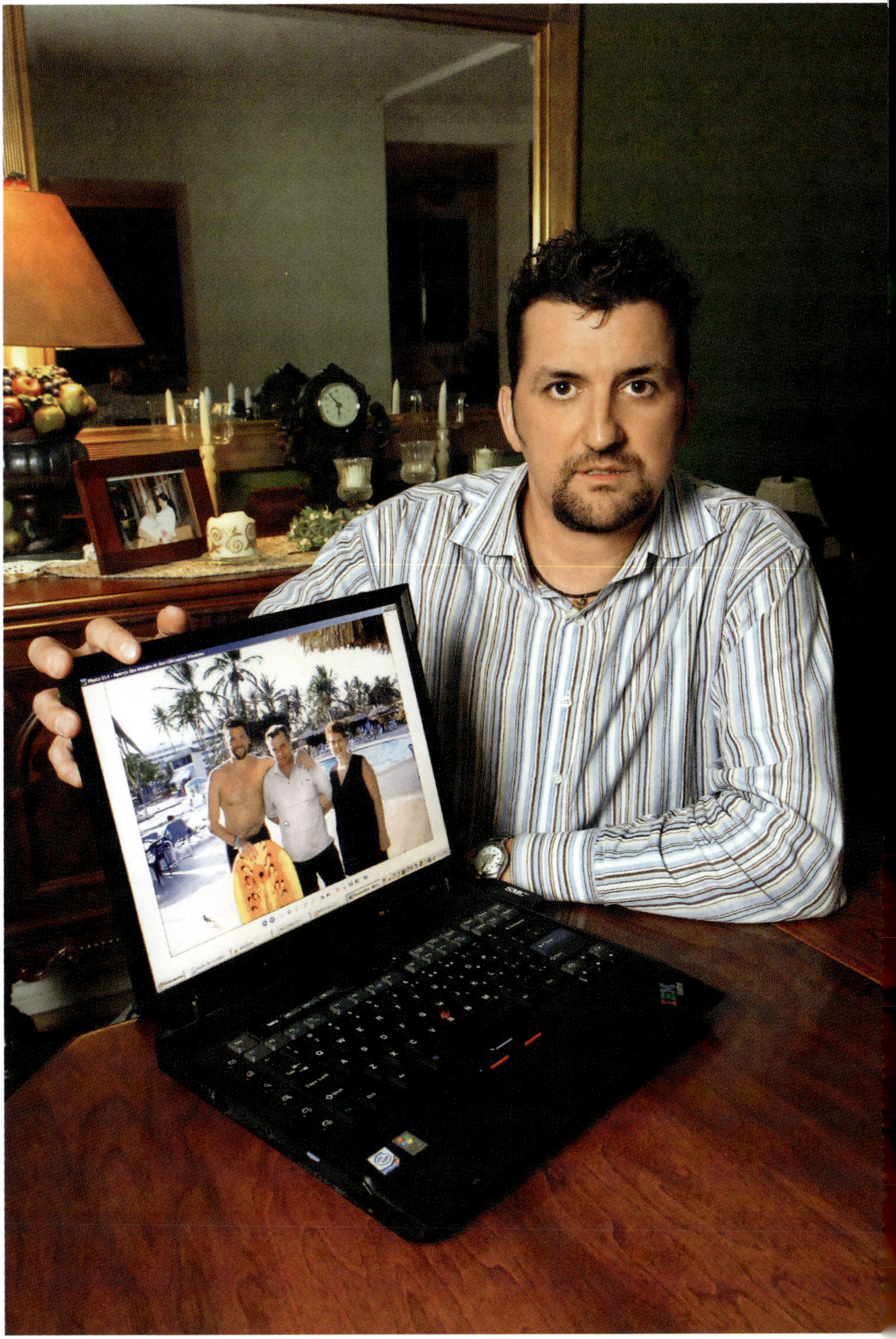

sortait. Je me suis dit: «Il faut que j'aille chercher ce gars-là tout de suite!» Il se trouvait à au moins 200 pieds de moi. En nageant vers lui, je criais: «J'arrive, j'arrive!» Quand je suis arrivé près de lui, il s'est agrippé à moi. Je lui ai dit, sur un ton autoritaire: «Ne vous accrochez pas à moi, parce que nous allons y rester tous les deux!» J'ai ajouté: «Prenez ma planche et écoutez-moi!» Le gars l'a agrippée, mais il a rapidement chaviré. J'ai eu tout juste le temps de le retenir. Je lui ai répété: «Écoutez-moi, merde! Nous allons nous noyer!» Lui hurlait: «Je ne touche pas le fond! Je ne touche pas le fond!» J'ai eu l'idée de lui dire: «Mais moi, oui! Je mesure 6 pieds 3 pouces!» C'est grâce à ça que j'ai réussi à le calmer. En réalité, nous étions trop loin de la rive pour que je puisse toucher le fond.

«Mon horoscope disait que j'allais sauver quelqu'un»

Comment l'avez-vous sorti de l'eau?

Je lui ai demandé de bien empoigner la planche, de s'y allonger et de faire bouger ses jambes et ses pieds. Je l'ai tiré à l'aide de la corde dont était munie ma planche. Il s'est couché sur le ventre. Ses yeux, rougis par le sel de mer, lui sortaient de la tête. Il pleurait, tempêtait, crachait. Mais il réussissait quand même à me dire: «Merci, merci...» Quand je sentais une vague venir, je lui disais: «Tenez-vous bien, il y en a une qui arrive!» À 5 pieds du bord, je me suis levé et j'ai marché derrière lui, en poussant la planche. Quand nous sommes arrivés sur la plage, son épouse et son beau-frère l'ont serré dans leurs bras. Son beau-frère, qui avait déjà vu une personne chère se noyer, m'a dit en pleurant: «Je ne pouvais rien faire!» Ses pleurs témoignaient de toute la rage qu'il avait ressentie en raison de son impuissance.

Et vous, comment vous sentiez-vous?

J'étais épuisé, à moitié mort... de fatigue. La famille du gars n'arrêtait pas de me remercier. Quant à lui, il s'est écrasé sur une chaise longue en me disant: «Là, je reprends mon souffle...» En cadeau, j'ai reçu des tonnes de remerciements. Et durant le reste des vacances, chaque fois qu'il m'apercevait, il criait des choses comme: «Il est là! Il m'a sauvé la vie! Je n'aurais pas pu revoir mes enfants sans son intervention!» Quant à son épouse, elle répétait: «Je serais revenue seule à la maison, et lui, dans une boîte!»

Comment se fait-il que vous ayez été seul pour le sortir de l'eau?
Sur la plage, il n'y a pas de sauveteurs. Tu t'arranges seul et tu te baignes à tes risques. À cet endroit, les vagues frappent environ 40 fois la minute. Je crois que les gens ne font pas assez attention. Ils ont de l'eau jusqu'aux genoux, puis une vague les surprend et les propulse une dizaine de pieds plus loin. L'homme que j'ai sorti de l'eau m'a dit: «Je ne comprends pas: j'avais de l'eau jusqu'aux cuisses et, quand vous êtes venu me sauver, j'en avais par-dessus la tête. J'étais à bout de souffle. J'étais en train de mourir.»

Personne sur la plage n'est donc venu vous aider?
Personne! La plupart des touristes n'ont rien vu. Quand tout a été terminé, je me suis allongé sur une chaise près de mon épouse, qui lisait. Elle m'a demandé: «Mais qu'est-ce que t'as? T'es tout essoufflé!» Je lui ai raconté le sauvetage, mais elle ne m'a pas cru tout de suite. Elle a fini par me croire quand la famille du gars est venue me remercier pour une dixième fois!

Après le sauvetage, à quoi songiez-vous?
Quand je me suis assis sur la plage, je me suis rendu compte du danger que j'avais couru. J'ai pensé à mes trois garçons. J'ai dit à ma femme: «J'ai don' bien fait d'acheter cette planche!» Entre-temps, nous recevions à l'hôtel un courriel de mes fils, qui disaient que mon horoscope indiquait que j'allais sauver quelqu'un! Ça s'peut-tu!

«Quand je sentais une vague venir, je lui disais: "Tenez-vous bien!"»

Nathan Turcotte, 9 ans

LE COURAGE EN HÉRITAGE

C'est avec fierté, mais aussi avec une profonde tristesse, que Nathan Turcotte a accepté la Médaille de bravoure remise à son père un an après son décès. Un père qui lui manque cruellement mais qui, par son dernier geste, lui a donné une ultime leçon de courage.

Le 18 août 2002, un résident de Quyon âgé de 35 ans, Stephen Turcotte, meurt noyé dans la rivière Ottawa en voulant sauver sa fillette de 3 ans, Taylor. Malheureusement, la petite périt aussi. Son frère, Nathan, alors âgé de six ans, a tenté de leur porter secours avec son ami Paul, mais en vain.

En novembre 2003, un an après sa mort, Stephen Turcotte a été décoré pour son geste héroïque. C'est Nathan qui a reçu des mains de la ministre des Relations avec les citoyens et de l'Immigration du Québec, Mme Michelle Courchesne, la Médaille de bravoure et la mention de civisme décernées à son père.

Nathan, qu'as-tu ressenti en acceptant ces honneurs au nom de ton père?

À sept ans, j'ai reçu cette médaille, qui souligne la bravoure de mon père. Vous savez, il est très rare de recevoir une telle médaille… Pour tout vous dire, je me sentais gêné devant tous ces gens qui me regardaient; j'étais le plus jeune garçon parmi les personnes présentes. En plus, on m'applaudissait! J'étais à la fois content et très fier de mon père, qui a donné sa vie pour tenter de sauver ma

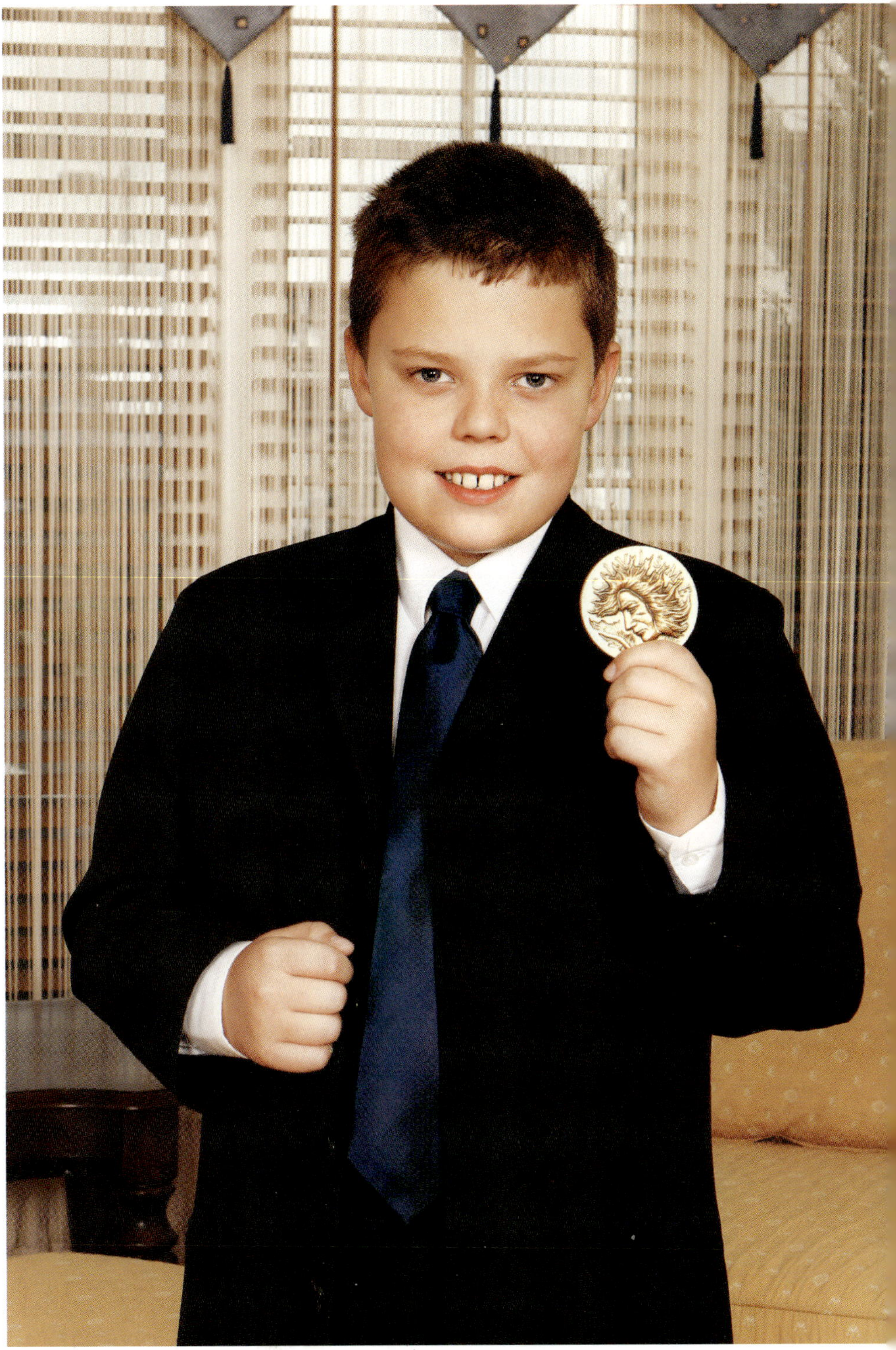

sœur emportée par le courant, mais triste aussi, parce qu'il n'était pas présent à la cérémonie. Ces honneurs étaient pour lui. J'aurais tant voulu qu'il soit avec nous. Et puis, les gens me disaient: «Ton père doit te manquer, hein?» Ça me rendait encore plus malheureux...

Comment surmontes-tu la mort de ton père et de ta sœur?

Au début, je faisais beaucoup de cauchemars. Puis, Francine, une personne-ressource de mon école, m'a aidé à parler de ma peine. Ma famille aussi m'a soutenu. Ma m'amie (ma mère), Joey, le cousin de mon père, et d'autres membres de ma famille sont toutes des personnes importantes pour moi. Avec elles, je discute encore de mes sentiments. Aujourd'hui, j'ai neuf ans et je me souviens de tout ce qui s'est passé. Je n'ai rien oublié.

Te sens-tu capable de m'en parler?

Oui. Mon ami, Paul, devait déménager à Cornwall. Avant son départ, nous sommes allés à la pêche avec mon père et ma sœur. Il faisait très chaud et, à un moment donné, j'ai demandé à mon père si on pouvait aller se baigner dans la rivière. On a nagé derrière un rocher où les eaux étaient plutôt calmes. Ma sœur se baignait aussi avec nous, et mon père préparait le matériel pour la pêche. Puis, quand Paul et moi sommes sortis de l'eau, mon père nous a demandé sur un ton paniqué: «Où est Taylor?» On l'a alors soudain aperçue au loin, dans la rivière. Mon père s'est précipité à son secours en se lançant à l'eau, du côté du courant, sans regarder où il

«Il a été emporté par un tourbillon, et ma sœur, par le courant»

plongeait. Il a été emporté sous nos yeux par un tourbillon, et ma sœur, par le courant. Même si je ne savais pratiquement pas nager, j'ai sauté à l'eau, et Paul m'a suivi. J'ai fait demi-tour quand j'ai vu que je ne pouvais atteindre ni mon père ni ma sœur, et je suis allé chercher de l'aide à pied. J'ai couru longtemps, j'étais si essoufflé! Rendu au dépanneur, paniqué, j'ai crié. J'ai dit à la dame d'appeler le 9-1-1 parce que mon père et ma sœur étaient en train de se noyer. Il y avait d'autres clients dans le dépanneur, mais on aurait dit que personne ne me prenait au sérieux. Une dame m'a finalement accompagné à la rivière pour voir si je disais la vérité. Mon père était un vrai farceur par chez nous, et on a dû croire que c'était une blague de mauvais goût. Arrivé sur les lieux, j'ai vu mon ami Paul dans le camion de mon père avec ma petite sœur. Il avait réussi à la sortir de l'eau, et elle était couchée sur la banquette. Elle avait avalé beaucoup d'eau, et un homme – je pense que c'était le mari de la dame qui m'accompagnait – est arrivé en bateau. Il a cherché mon père, sans succès, puis il a essayé de réanimer ma sœur, mais rien n'a fonctionné. Les secours sont ensuite arrivés. On a retrouvé le corps de mon père six heures après le drame. Je n'étais pas là pour assister à la scène.

«Mon père a donné sa vie pour sauver ma petite sœur»

Tu as fait preuve de beaucoup de courage, le sais-tu?

Oui, mais après cet accident, j'ai éprouvé des difficultés...

Que veux-tu dire?

À l'école, par exemple, on m'agaçait. Personne ne comprenait ce que je vivais, alors on me taquinait en me répétant: «Ton père est mort. Ha! Ha!» ou «Tu n'as plus de père.» J'avais très mal et je me cachais pour pleurer. Je ne voulais pas qu'on me voie. C'est pour cela que je ne disais rien, sauf que je rapportais ces méchancetés à ma mère. Plus d'une fois, elle s'est rendue à l'école pour expliquer à la direction et aux enseignants ce que certains élèves, des filles surtout, me faisaient endurer. J'ai trouvé ça très pénible.

Aujourd'hui, comment te sens-tu?

Je vais mieux, mais je pense souvent à mon père. Pour mes quatre ans, il m'avait donné un fusil à plomb pour faire du tir avec lui. Maintenant, je pratique le tir au pigeon d'argile. Chaque été, j'assiste à un tournoi de pêche organisé pour les jeunes. On y décerne quatre trophées en mémoire de mon père et de ma sœur. ■

Julie Lethieck

SAUVER UNE VIE AU DÉTRIMENT D'UNE AUTRE

Julie Lethieck est une de ces femmes capables de sacrifier tout ce qu'elles possèdent, y compris leur vie, pour venir en aide aux autres. Par une froide journée d'été, elle a été un témoin actif de l'amour inconditionnel d'une grand-mère qui a donné sa vie pour sauver celle de son petit-fils.

En août 2004, une grand-maman surveille ses quatre petits-enfants sur la plage, sans se douter que cette journée marquera la fin de sa vie. En effet, cette sage dame a donné sa vie pour sauver celle de son petit-fils de cinq ans. Sans le secours de Julie Lethieck, son sacrifice aurait été vain, car la noyade semblait pratiquement inévitable pour cet enfant.

Julie, parlez-nous de cette journée fatidique.

Tout a commencé à la baie de Deschaillons-sur-Saint-Laurent. Mes enfants et moi avions décidé de fabriquer des sculptures en terre glaise sur la plage. Un grand bateau passait à l'horizon, provoquant ainsi des belles vagues qui faisaient le plaisir de quatre petits-enfants surveillés étroitement par leur grand-mère, madame Tousignant.

Connaissiez-vous cette dame?

Nous avons discuté au moins 45 minutes ensemble. Qui aurait pu se douter du drame qui allait se jouer?

Que s'est-il passé?

En quittant les petits-enfants, je leur ai dit qu'ils étaient très chanceux d'être aimés par une

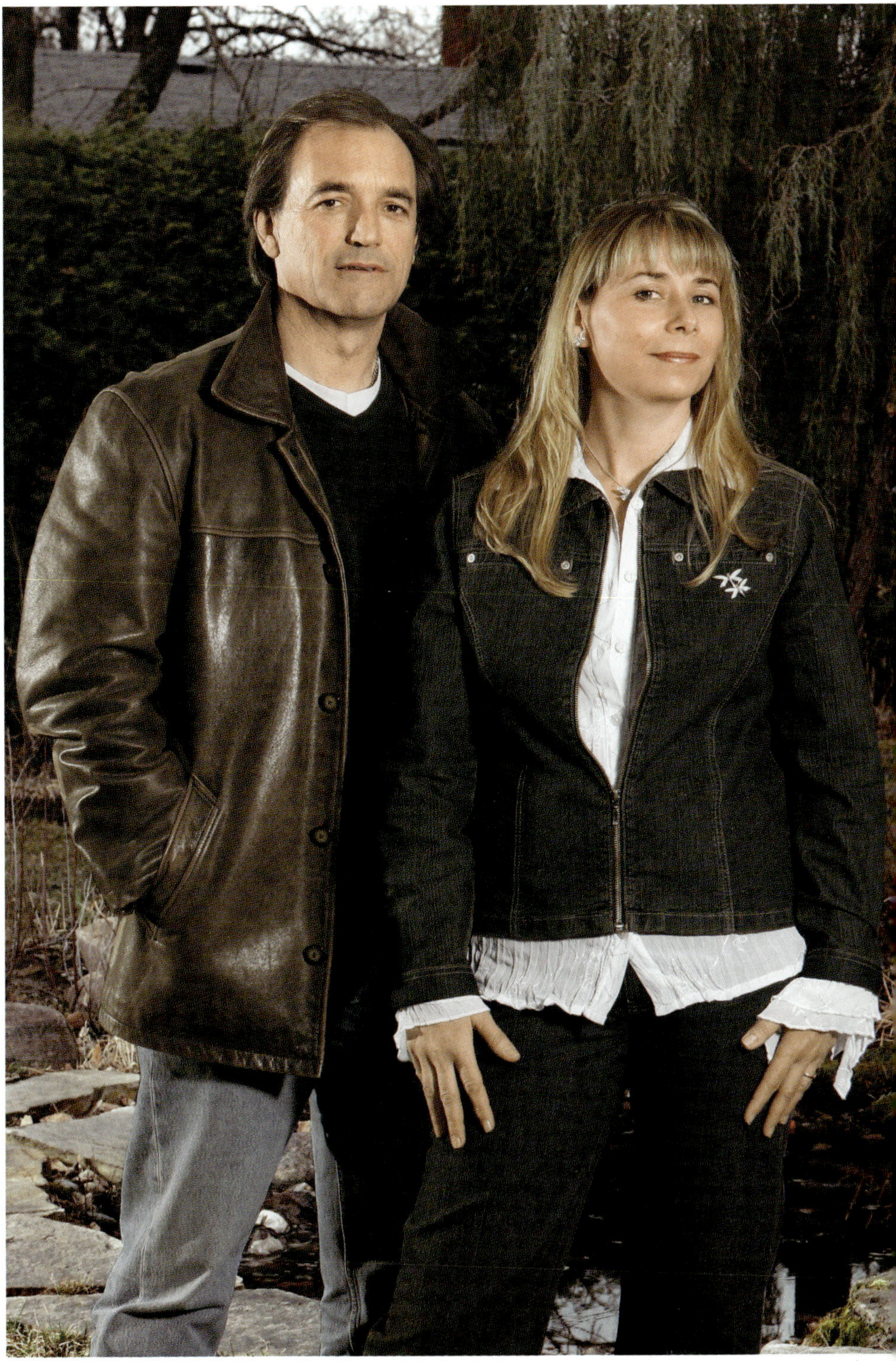

telle grand-mère. Quelques minutes plus tard, alors que je remontais à pied vers le chalet de mon père, la petite-fille de la dame, Evelyne, âgée de 10 ans, est venue me rejoindre en courant. Elle criait: «Vite, il faut aider ma grand-mère, elle va se noyer en essayant de sauver mon petit frère!»

Mais à ce moment-là, vous étiez assez loin de la plage, n'est-ce pas?
En effet, mais la petite n'avait que moi en tête pour sauver sa grand-mère et son petit frère. Dans sa course, elle est même passée devant deux hommes, sans les remarquer. Je suis revenue au pas de course, mais déjà, je ne les voyais plus…

Où étaient-ils?
Dans l'eau, à environ 60 pieds de la rive. Étrangement, la grand-maman, inconsciente, flottait à la dérive, pendant que son petit-fils s'accrochait à ses vêtements. Le petit garçon paniquait totalement. Il la faisait tourner en tentant désespérément de grimper sur elle.

Qu'avez-vous fait pour les secourir?
Je me suis lancée dans l'eau froide. Pendant que je nageais, je criais au petit garçon: «Regarde-moi, regarde-moi, je m'en viens, lâche pas!»

Que ressentiez-vous?
En croisant le regard du petit, j'ai vu celui de mon fils. C'était mon fils que j'allais sauver.

Votre intention était-elle de le sauver à tout prix?
Oui. Il n'était pas question que je n'y arrive pas. En nageant sur le dos, j'ai donc commencé à tirer la grand-mère et son petit-fils vers la plage. On a commencé à couler tous les trois, au moins à trois reprises.

«J'ai compris que je ne pouvais en ramener qu'un»

Personne ne vous aidait?
Mon père était dans l'eau jusqu'au menton, mais je lui ai ordonné de rester là, car il a 75 ans. Je savais que j'aurais besoin de lui en ramenant les deux victimes.

Avez-vous commencé à craindre pour votre vie?
Oui. La troisième fois que nous avons commencé à couler, je me suis dit que j'allais y passer. Puis j'ai compris que je ne pouvais en ramener qu'un. Le petit s'accrochait à sa grand-mère, il ne voulait pas la lâcher…

Vous n'aviez pas le choix...
Non. De façon inexplicable, j'ai senti une main qui m'aidait à décrocher le petit garçon de sa grand-mère. Je sais que c'est elle qui a permis qu'il lâche prise, car elle voulait que je sauve son petit-fils.

Comment l'avez-vous ramené jusqu'à la rive?
J'étais totalement épuisée, mais comme je suis une bonne nageuse sous l'eau, j'ai agrippé le petit et nous avons plongé sous l'eau pour revenir vers la plage. De cette façon, en ménageant mes dernières forces, nous avons parcouru une plus grande distance. J'ai donné un dernier coup de cœur pour rejoindre mon père et lui confier le petit.

Dans quel état était l'enfant?
Instinctivement, il avait retenu son souffle. Il a été protégé, même de l'hypothermie. Quant à moi, je voulais retourner secourir la grand-maman, mais mon père m'en a vite dissuadée. Il a eu peur pour moi. D'autres personnes ont ramené Mme Tousignant vers la rive et ont tenté de la ranimer.

Comment avez-vous vécu ce moment?
En tenant sa main, j'ai commencé à lui parler du fond de mon cœur. Je lui disais: «Thérèse, reste avec nous, tes petits-enfants ont besoin de toi!» Puis, j'ai entendu clairement sa voix, dans mon cœur, qui m'a dit: «Je ne reviendrai pas, j'aurais trop de séquelles.»

Quelle a été la réaction du petit garçon de cinq ans?
Comme j'étais très calme, j'ai transféré cet état d'âme aux enfants. J'ai dit au petit garçon: «Ta grand-maman a donné sa vie pour toi, tu dois vivre. Un grand train de lumière est venu la chercher, elle doit le prendre.»

> «En croisant le regard du petit, j'ai vu celui de mon fils»

Êtes-vous restée en contact avec cette famille?
Oui. Je continue à avoir des relations avec elle. Ce moment aurait pu être tragique pour les enfants, mais ceux-ci ont accepté avec sérénité le départ de leur grand-mère. Cette dame a sauvé son petit-fils par un acte de bravoure incroyable, elle qui craignait l'eau. À mon avis, c'est la peur qui l'a emportée, en lui causant une crise cardiaque. Si elle était morte noyée, elle n'aurait pas flotté, et son petit-fils n'aurait pas pu survivre. ■

Clément Durand

LE SAUVETEUR QUI NE SAVAIT PAS NAGER

À l'automne de 1995, Clément Durand a sauvé un homme âgé de la noyade. Pas mal, pour quelqu'un qui a une peur panique de l'eau! Une histoire qui a inspiré le héros lui-même.

Clément, décrivez-nous les circonstances dans lesquelles vous avez sauvé la vie d'un homme.
Ce jour-là, je me rendais à l'hôtel de ville de Saint-Côme, une municipalité pour laquelle je travaillais. En descendant une côte qui surplombe la rivière, je faisais comme je fais toujours: j'admirais le panorama. Tout à coup, mon attention a été attirée par un homme qui flottait dans l'eau. J'ai compris en un éclair qu'il y avait un problème.

Pourquoi?
D'abord, parce qu'il ne bougeait pas. Il avait le visage dans l'eau et les bras en croix. Ensuite, parce qu'il portait des vêtements, notamment une chemise blanche à manches longues. Et puis, de toute évidence, cet homme n'était plus tout jeune. Avant même de réfléchir à la manière dont j'allais le secourir, je me suis précipité vers le port. Je l'appelais, je criais, je m'égosillais, mais il ne répondait pas. Je n'avais aucune idée de la profondeur de la rivière. Ne voulant pas me noyer, je me suis vite rendu à la caserne des pompiers pour me procurer une perche. Heureusement, j'avais la clé sur moi, car j'étais pompier.

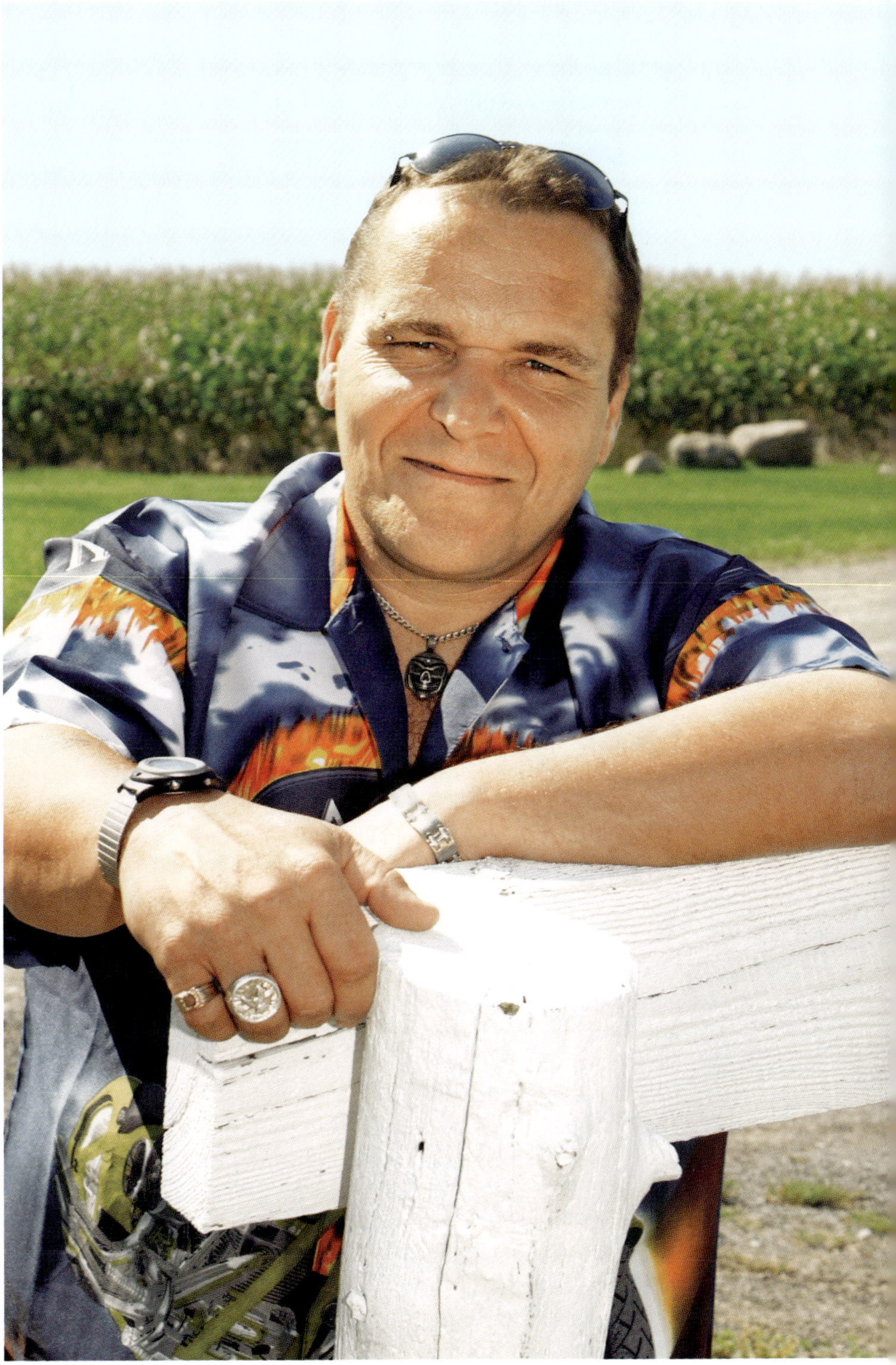

Comment avez-vous fait pour conserver votre sang-froid?
Mon cœur battait très fort. Je me disais que l'homme devait être déjà mort. J'ai longé la rivière afin de trouver l'endroit qui me permettrait d'être le plus proche de lui. Enfin, j'ai tendu la perche vers lui et je l'ai accroché. Je l'ai ramené vers le bord, je me suis empressé de l'agripper pour le sortir de l'eau et je l'ai hissé sur mes épaules. Il était froid; ça n'augurait rien de bon. J'ai alors procédé aux manœuvres de réanimation cardiorespiratoire.

«Il ne faut jamais baisser les bras sans avoir tenté l'impossible»

Vous connaissiez la technique?
Ça, c'est un coup de chance incroyable: j'avais suivi le cours deux semaines auparavant. Malgré tout, le trac me tenaillait. Honnêtement, j'avais peur de vomir en lui faisant le bouche-à-bouche.

Qu'avez-vous ressenti lorsqu'il est revenu à lui?
Lorsqu'il a craché une bonne tasse d'eau, j'ai été à la fois étonné et très ému. Franchement, j'avais peu d'espoir de le sauver. Si j'avais renoncé à essayer les techniques de réanimation, il serait mort. J'ai eu toute une leçon ce jour-là: il ne faut jamais baisser les bras sans avoir tenté l'impossible. Lorsque l'ambulance est arrivée, j'éprouvais le sentiment d'avoir accompli mon devoir. J'ai appris qu'on ne laisse jamais personne mal pris. J'ai demandé aux ambulanciers qu'ils me tiennent au courant de ce qui arriverait à l'homme.

Comment votre communauté a-t-elle réagi?
Les membres de ma famille étaient très fiers, d'autant plus que tous connaissent ma peur de l'eau. J'ai reçu des félicitations officielles de la part des pompiers; ensuite, un message a été diffusé au canal communautaire, et le propriétaire de la maison des aînés, M. Gaston Larochelle, a tenu à me remercier personnellement pour le sauvetage de son client, un homme prénommé Réjean. Ce dernier, malgré de nombreux avertissements, continuait à prendre soin des canards sans porter de chaussures. Ce jour-là, l'herbe était humide; Réjean a donc glissé et est tombé à l'eau.

L'avez-vous rencontré?
Oui, une fois, peu de temps après le sauvetage. Mais il n'était pas assez lucide pour com-

prendre qui j'étais. La vieillesse nous guette et il faut savoir profiter de la vie. Aujourd'hui, je poursuis une démarche personnelle pour résoudre des problèmes de toxicomanie. Je réalise que, si j'ai été capable de sauver une vie, je peux sauver la mienne. L'honneur est sauf... sauf pour ce qui est de ma peur de l'eau. Maintenant, tout le monde va le savoir!

Difficile d'imaginer qu'un homme de votre gabarit puisse craindre l'eau à ce point.
Je sais, j'ai l'air d'un fier-à-bras à qui rien ne fait peur. Mais puis-je être honnête avec vous?

Évidemment.
J'ai honte de ne pas savoir nager; je me sens ridicule. En tant que pompier, j'ai pris beaucoup de risques avec le feu. Mais l'eau, c'est une autre histoire. Je ne peux pas imaginer me faire jeter à l'eau et m'en sortir élégamment...

Vous savez, l'enseignement de la natation a évolué.
Ah oui? Vaincre cette phobie est pour moi un rêve. Je vais essayer.

«J'avais suivi le cours de réanimation deux semaines auparavant»

LES NOYADES
AU CANADA

D'après les données de Statistique Canada, la noyade a constitué la quatrième cause de décès par traumatisme non intentionnel au Canada entre 1991 et 2000. Au total, il y a eu 5 900 décès liés à l'eau et 3 289 cas d'hospitalisation pour quasi-noyade. La navigation, la baignade et le jeu près d'un plan d'eau non protégé (comme les piscines) ont été les principales causes de noyade.

Bonne nouvelle: entre 1996 et 2000, le taux de mortalité par noyade a diminué constamment pour atteindre une moyenne de 1,4 décès pour 100 000 personnes, une amélioration de 21 % par rapport à la période allant de 1991 à 1995. ■

Pascal Perreault

DÉFIER LES EAUX GLACIALES DE NOVEMBRE

Semi-inconsciente, la conductrice était prisonnière de sa voiture et prisonnière de l'eau glacée de la rivière en plein mois de novembre... Pascal a agi sans attendre l'arrivée des secours. C'est ce qui s'appelle ne pas avoir froid aux... yeux.

Né à Mont-Joli, Pascal Perreault, âgé de 25 ans au moment du sauvetage, n'a pas hésité à risquer sa vie pour sauver celle d'une femme de 66 ans dont la voiture avait plongé dans la rivière Nicolet à la sortie 202 de l'autoroute Jean-Lesage. Le 15 novembre 2005, alerté par un client du dépanneur où il travaille, ce jeune père de famille a tout lâché pour accourir sur les lieux de l'accident. La conductrice, qui n'osait pas bouger, attendait depuis une bonne quinzaine de minutes qu'on vienne à son secours.

Pascal, comment avez-vous su qu'une personne était en détresse?

Il était environ 16 h quand un jeune homme a aperçu une voiture qui baignait dans la rivière, non loin derrière le restaurant Madrid, au bord de l'autoroute 20. Le gars est entré dans le dépanneur où je travaille, adjacent au resto, et il a dit aux employés: «Avez-vous vu l'auto qui est dans la rivière?» Aussitôt, j'ai accouru pour voir si je pouvais aider quelqu'un.

Comment expliquez-vous ce sauvetage périlleux?

À vrai dire, ça s'est passé

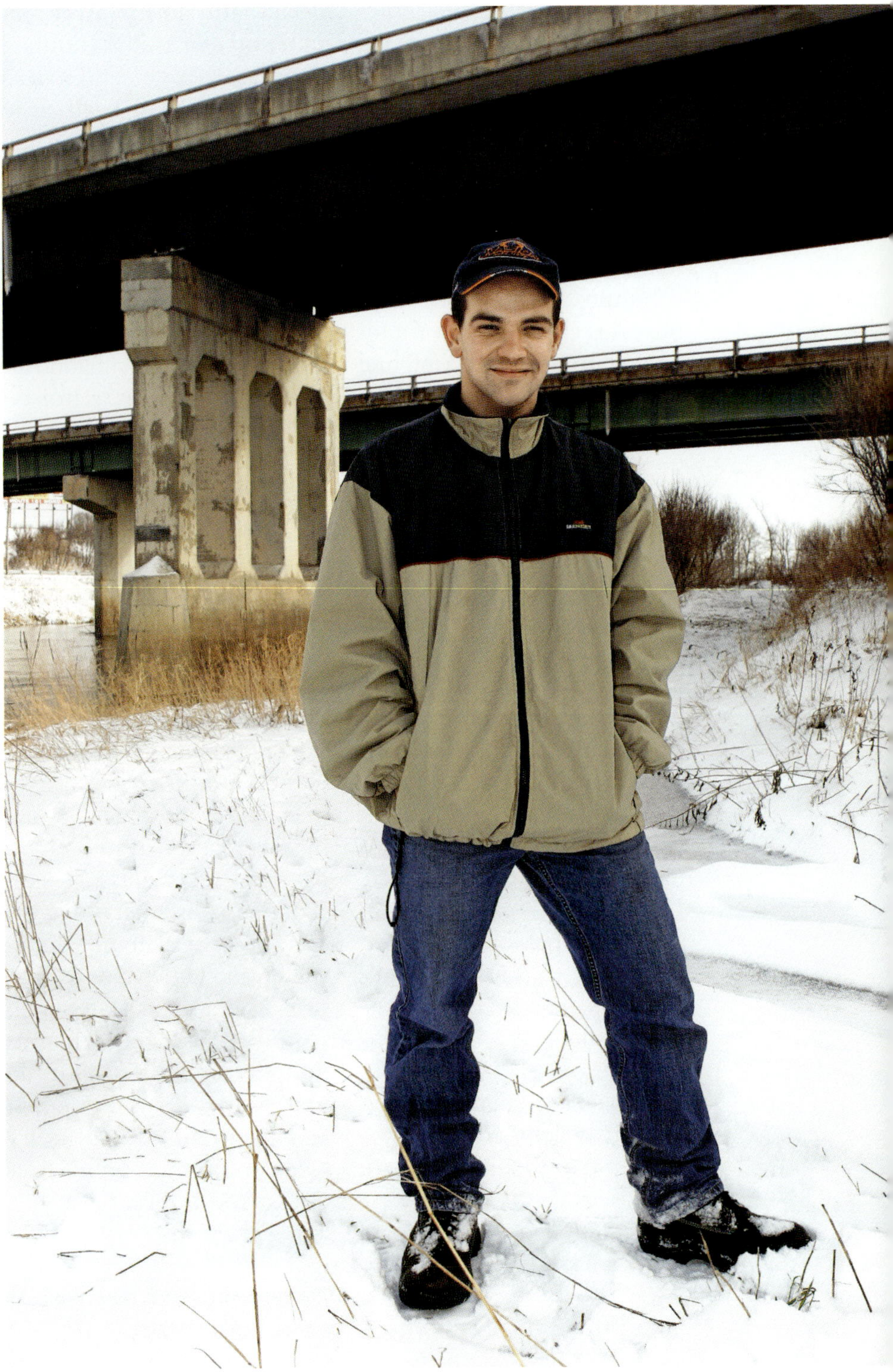

comme si j'avais eu à accomplir une tâche au travail. J'ai fait ce qu'il fallait faire, c'est tout! Je n'ai même pas senti le froid de l'eau tellement j'étais sur l'adrénaline. En courant vers la rivière, j'entendais raisonner mes pas dans la neige. Puis, j'ai aperçu le véhicule. La portière était ouverte. J'ai crié: «Y'a-t-il quelqu'un?» À cet instant, une personne a levé son bras, qui est retombé aussitôt comme une guenille. J'ai vu que c'était une conductrice, une femme. J'ai pénétré dans l'eau jusqu'à la ceinture et j'ai marché contre le courant. Une distance d'au moins 3 mètres (10 pieds) nous séparait. Par chance, la portière de la voiture était ouverte. La femme avait dû tenter de sortir avant que j'arrive. J'ai pu m'agripper, sans quoi j'aurais probablement été englouti par les rapides. D'ailleurs, je sentais le courant sous le véhicule.

«Je n'ai même pas senti la froideur de l'eau tellement j'étais sur l'adrénaline»

Dans quelle posture se trouvait la victime?

La dame se tenait très droite sur son siège. Sa nuque était accotée sur l'appui-tête. Je distinguais à peine son visage, car il y avait beaucoup trop de sang. Même le coussin gonflable en était recouvert. Ça devait faire au moins 15 minutes qu'elle était stationnée dans les eaux de cette rivière parce que le sang avait eu le temps de sécher. Ses yeux étaient à peine ouverts. Elle avait une blessure près du front, je crois. Malgré tout, je n'ai pas paniqué. C'est comme si j'avais su d'instinct ce qu'il fallait faire. En fait, quand ce genre de situation arrive, tu ne te poses pas trop de questions. Tu agis, c'est tout. Tu as une énergie incroyable à cause de l'adrénaline, qui te pousse à te surpasser.

Comment avez-vous réussi à extraire la dame de l'eau?

Elle n'était pas complètement consciente. Elle se demandait ce qui avait bien pu lui arriver. Sa blessure s'est remise à saigner quand je l'ai aidée à sortir. Elle ne voulait pas que je la porte dans mes bras. Elle désirait marcher en s'appuyant sur moi. Le plus difficile a été d'escalader la rive. La pente était raide, et nos vêtements étaient trempés. En haut, les secouristes ont pris la relève. Mon histoire s'arrête là.

Quelle a été votre réaction après ce sauvetage?

J'ai commencé à ressentir

le froid à ma sortie de l'eau. Après l'événement, je suis retourné au restaurant. Comme à l'accoutumée, j'ai embarqué la caissière pour la déposer chez elle. J'étais trempé. Une fois chez moi, je me suis déshabillé et j'ai marché pour me réchauffer. Plus tard dans la soirée, pour une raison que j'ignore, je me suis mis à trembler comme une feuille pendant au moins 30 minutes. J'imagine que c'est le stress qui sortait. Je réalisais finalement que je venais de sauver une femme…

«J'ai pu m'agripper, sans quoi j'aurais probablement été englouti»

Avez-vous revu cette dame?

Non. Par contre, j'ai reçu la visite de son mari quelques jours après l'accident. Il n'arrêtait pas de me remercier. L'homme avait le cœur gros, c'est certain! Son épouse était encore à l'hôpital au moment où il est venu me rencontrer. Il est resté une quinzaine de minutes.

Comment se sont déroulées vos rencontres avec les médias?

C'était la folie furieuse. C'est sûr que je n'accorderais pas des entrevues à longueur d'année! Répondre aux questions des journalistes m'a demandé plus d'énergie que de faire le sauvetage lui-même. Le lendemain de l'accident, les journalistes et les photographes couraient après moi. Puis, après ma première entrevue accordée à TQS, j'ai reçu de nombreux appels de personnes que je connaissais. Il y avait même des gens que je n'avais pas vus depuis cinq ans qui me téléphonaient pour me féliciter. Chaque fois, il fallait que je leur raconte mon histoire. C'était épuisant de raconter le même événement pendant des heures. Bref, ce sauvetage n'a pas changé ma vie… mais disons que ça l'a chambardée pas mal.

Monsieur Perreault, êtes-vous un héros?

Je ne crois pas, non! Je suis juste un bon gars qui était sur place au bon moment. Et puis j'avais sans doute été un peu trop égoïste et prodigue dans un passé récent. Allez savoir si je n'avais pas un certain besoin de me racheter et de devenir meilleur à mes propres yeux. ■

Gino Paré, policier

Sauver la vie de son sauveur

Pour Gino Paré, il était impensable de laisser mourir l'homme qui, quelques secondes plus tôt, venait de lui sauver la vie. Les secours étaient en route, mais devant l'urgence de la situation, il ne pouvait attendre. Le policier, lui-même blessé, allait-il intervenir à temps?

Gino Paré est policier. En décembre 2003, alors qu'il effectue en matinée sa ronde habituelle, il reçoit un appel l'avertissant qu'un accident vient de se produire sur l'autoroute des Laurentides, à la hauteur de la rivière du Nord, à Saint-Jérôme. Se trouvant alors à à peine 2 km de l'endroit, l'homme s'y rend en moins d'une minute. Sur place, il constate que le conducteur du véhicule accidenté se porte bien. Chose inhabituelle, le jeune homme, âgé d'une trentaine d'années, lui offre même son aide pour installer les fusées routières. Quelques secondes plus tard, un autre véhicule se pointe et dérape dans leur direction. Le jeune homme a juste le temps d'alerter le policier, qui se jette aussitôt dans la voie du centre. Quant à lui, il saute par-dessus le muret de ciment, sans savoir qu'une rivière glacée l'attend… Trente pieds plus bas.

Monsieur Paré, qu'avez-vous fait après avoir vu cet homme passer par-dessus le muret?

J'ai d'abord dû me rendre avec peine jusqu'à ma voiture pour appeler les secouristes. J'étais moi-même blessé, je ne pouvais vraiment pas marcher, car mon genou me faisait terri-

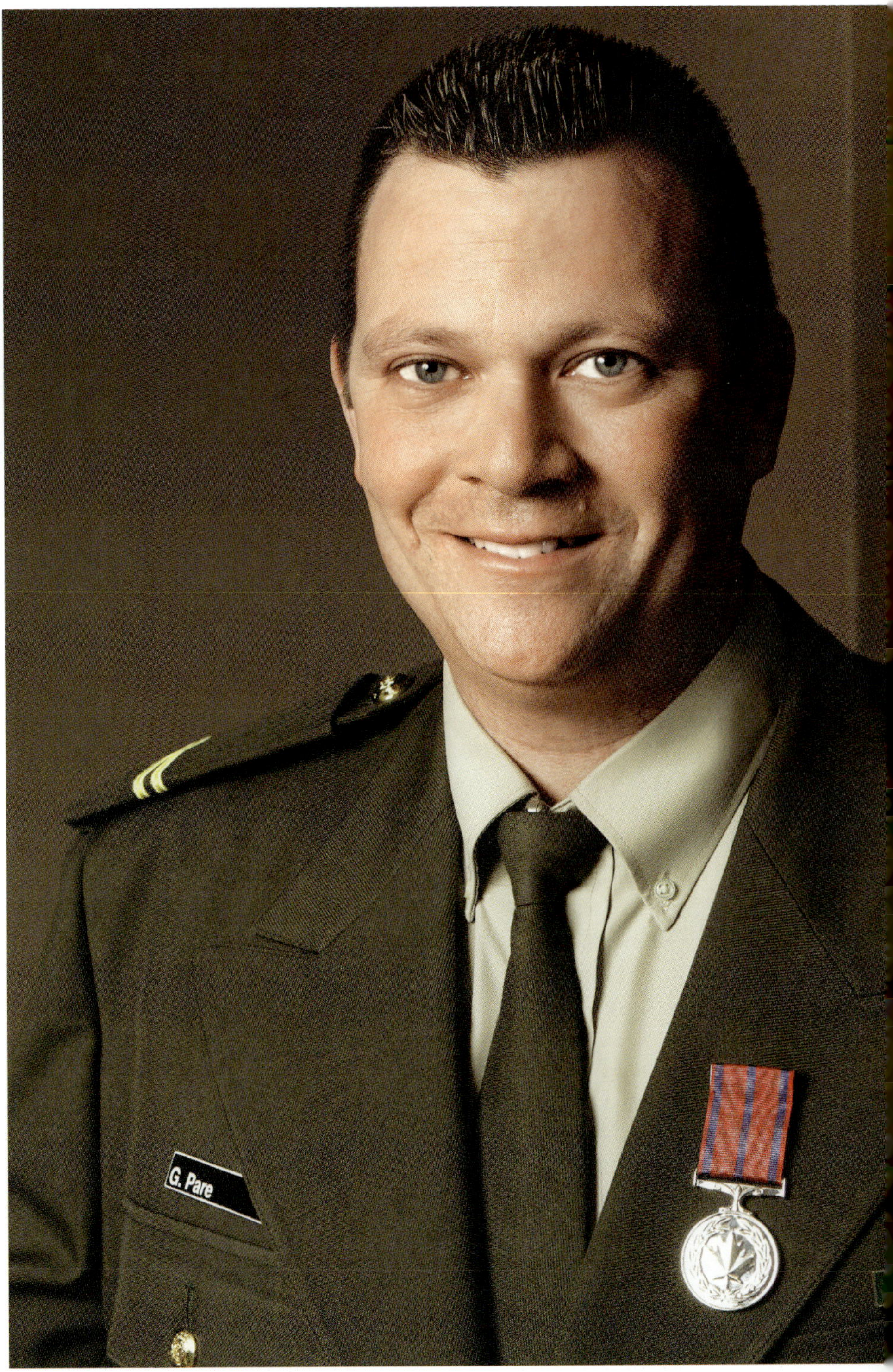
G. Pare

blement souffrir. Dans ma tête, je me répétais: «Je ne peux pas le laisser là, ça n'a pas de bon sens!» Je me suis donc traîné sur les fesses jusqu'au muret, en utilisant mes bras. Une fois sur place, j'ai pu constater que l'homme était toujours en vie. J'étais certain que la glace lui aurait été fatale en tombant d'aussi haut. Son corps était étendu dans l'eau, et il criait de douleur tout en s'agrippant à un gros morceau de glace pour ne pas que le courant l'emporte. Aussitôt, je me suis dirigé de l'autre côté de la glissière en rampant sur mes fesses. Je me suis dit: «Mon Dieu, s'il fallait que le courant l'emporte… Qu'est-ce que je vais faire?»

«J'ai réussi à l'extirper de l'eau. Son corps gisait près du mien, il avait froid.»

Comment avez-vous fait pour le sortir de ce guêpier?

Une fois près de l'eau, j'ai tenté de le tirer vers moi par le manteau tout en me retenant par un bras à un des piliers du pont. Mais je n'y arrivais pas. J'ai fait une nouvelle tentative. Cette fois, j'ai réussi à l'extirper de l'eau. Son corps gisait près du mien, et il avait froid. Nous étions le 30 décembre, et je savais qu'il risquait l'hypothermie. Il criait fort, mais je ne me souviens pas de ses paroles, car j'étais trop concentré. J'étais convaincu qu'il avait la colonne vertébrale brisée. J'avais hâte que les secouristes arrivent. Je lui ai dit que j'étais blessé. Le gars me disait qu'il voulait de la chaleur. Je lui ai donné mon imperméable, sachant qu'il était en train de geler. Et il voulait dormir. Or, je savais qu'il ne devait pas s'assoupir. Je lui ai donc parlé… Je lui ai demandé s'il avait des enfants. Il m'a répondu que sa femme était enceinte du premier. J'ai répondu: «Tu dois rester avec moi, ta femme va avoir besoin de toi.» Je voyais qu'il partait, mais je n'ai pas abandonné: j'ai continué à le bombarder de questions.

Vous deviez craindre pour sa vie?

Oh que oui! J'avais effectivement peur qu'il meure. Je me sentais également redevable envers lui. Après tout, il venait de me sauver la vie! Quand j'étais en train de mettre les fusées routières sur la chaussée, j'avais le trafic dans le dos. S'il ne m'avait pas interpellé, l'autre conducteur m'aurait happé et je serais donc mort. Alors si cet homme avait perdu la vie, je me serais sévèrement blâmé. Quelle chance que cette histoire ait bien tourné! Les secouristes sont finalement arrivés, et nous avons été transportés à l'hôpital. Pour ma part, j'avais une sérieuse entorse au genou. Quant à lui, il avait le bras cassé, en plus de souffrir d'hypothermie. Trois heures plus tard, quand j'ai eu mon congé de l'hôpital, je suis allé le saluer. Son épouse et lui m'ont remercié. Puis, je l'ai revu lors d'une cérémonie organisée par la Sûreté du Québec. Mes confrères lui ont remis un certificat de reconnaissance, et nous nous sommes promis de nous revoir.

Comment votre petite famille et vos confrères vous ont-ils accueilli après l'accident?

Ouf! Avec beaucoup d'émotion. En arrivant à la maison, j'ai pris ma petite famille dans mes bras et j'ai pleuré un bon coup. Quant au directeur de la Sûreté du Québec, il a logé un appel chez moi le soir même de l'événement. J'étais très ému. J'ai énormément apprécié cet appel, d'autant plus que mes confrères ont fait preuve d'un grand soutien à mon égard.

Quel bilan tirez-vous aujourd'hui de cette expérience?

Cette histoire m'a fait réfléchir, c'est certain! Je me rends compte qu'on n'est pas à l'abri du danger. En fait, je ne vois plus la vie de la même façon, j'en profite davantage avec ma famille. Chaque instant est précieux. Quant à mon travail, je suis à la lettre les règles de sécurité qui nous sont enseignées. Sur l'autoroute, par exemple, je marche à reculons. D'ailleurs, tous les policiers qui ont vécu une expérience similaire à la mienne m'ont dit qu'ils prennent encore plus de précautions quand vient le temps d'une intervention routière.

«J'étais moi-même blessé, je ne pouvais pas marcher»

Qu'avez-vous ressenti quand on vous a remis la Médaille de bravoure du Canada?

J'étais très content de moi-même. J'ai contribué au meilleur sort d'une personne. En tant que policier, ça fait bien sûr partie de mon mandat: servir, protéger et aider, voilà ce qui motive un policier. J'exerce ce métier depuis 12 ans, et j'ai encore la flamme. ■

Dany Cloutier

SAUVER UNE VIE GRÂCE À UN STYLO

Les meilleurs sauveteurs sont les plus créatifs, tel est le credo de Dany Cloutier. Tout peut être bon pour aider son prochain, même un objet aussi banal que le tube d'un stylo à bille. Récit d'un miracle d'improvisation.

Le 29 octobre 2003 à Sainte-Agathe, sous les yeux de Dany Cloutier qui est de retour d'une réunion de pompiers, une automobile quitte la chaussée et plonge dans l'eau glacée. Le conducteur, prisonnier du véhicule, risque de sombrer avec elle. Instructeur en secourisme doté de sang-froid et non dénué d'imagination, Dany Cloutier réussira à éviter la noyade à l'automobiliste.

Dany, racontez-nous les circonstances de l'accident...

À l'époque, j'occupais le poste de directeur des pompiers de la municipalité de Saint-Félix-de-Valois. Je suis à présent capitaine à la division Incendie de la Ville de Trois-Rivières. Je revenais donc d'une réunion de pompiers à Mont-Tremblant quand, soudainement et de façon inexplicable, un automobiliste a perdu le contrôle de son véhicule. La voiture s'est rapidement dirigée vers le terre-plein central, frappant de plein fouet un pilier de béton. Par malheur, la voiture a fait plusieurs tonneaux avant de chavirer dans le terre-plein, où le ponceau était bloqué, ce qui avait

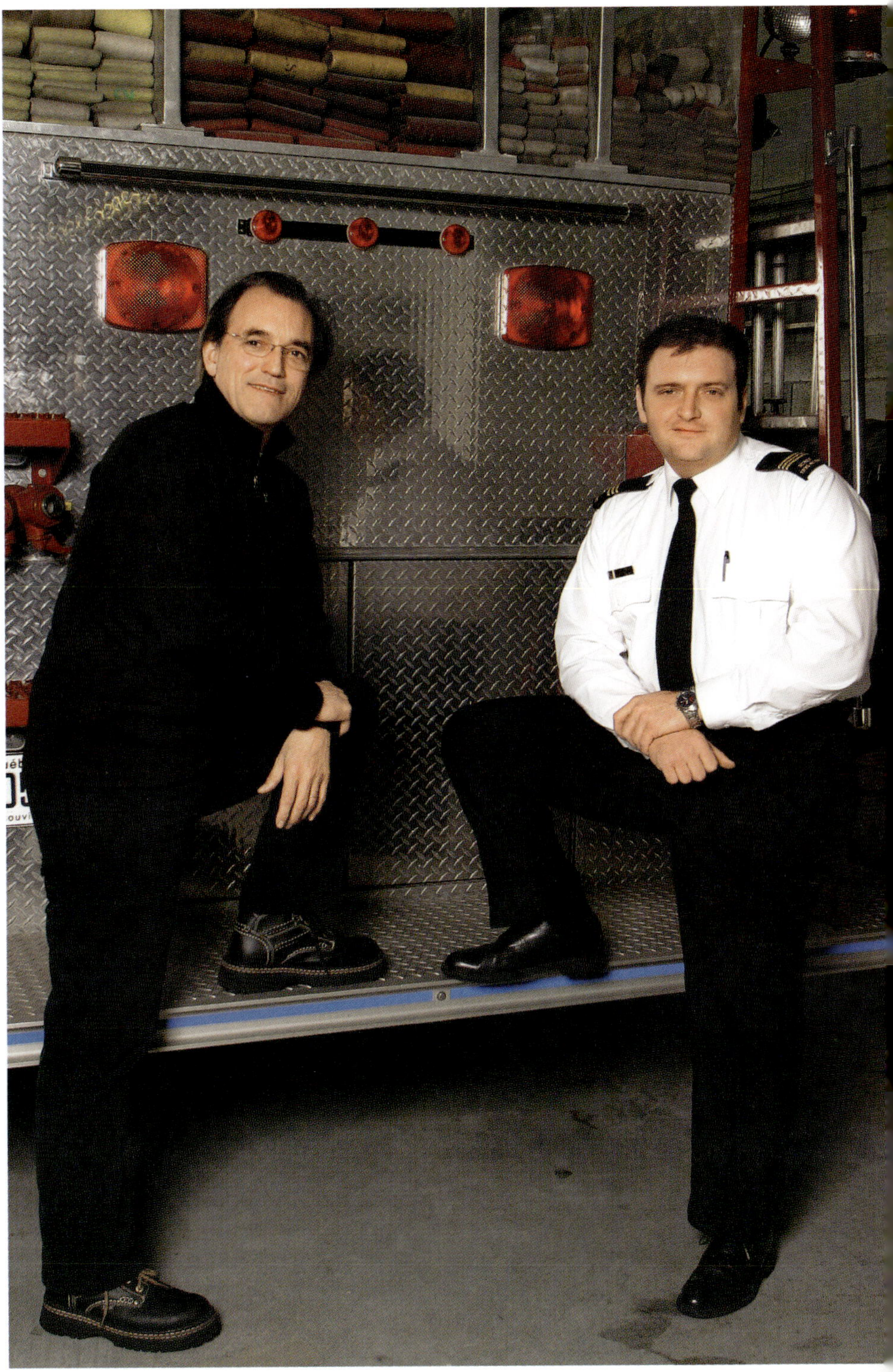

provoqué une importante accumulation d'eau .

Qu'avez-vous pensé à ce moment-là?
Immédiatement, je me suis demandé si les lieux étaient sécuritaires. Mes réflexes de pompier prennent le dessus dans les situations d'urgence. J'ai donc allumé mon gyrophare, puisque je circulais avec une voiture de service. Je savais également que le chef des pompiers de La Tuque, M. Gordon Bernier, me suivait. Je me suis dit qu'il pourrait m'appuyer. Rapidement, nous avons sécurisé les lieux, et j'ai revêtu mon uniforme de pompier.

N'aviez-vous pas l'impression de perdre de précieuses minutes?
Un pompier apprend avant tout à assurer sa propre protection. Étant instructeur moi-même, je connais l'importance de me protéger pour ne pas faire une deuxième victime. Pour être efficace, il faut analyser froidement la situation et faire preuve d'imagination afin de trouver des solutions avec ce dont on dispose. J'ai une devise qui reflète bien ma philosophie: «Prends ton temps parce que ça presse.»

Qu'avez-vous fait pour porter secours aux occupants de la voiture?
En cette fin d'octobre, le froid était cinglant, la température étant de 2 °C. L'auto était renversée, le côté du passager légèrement relevé. Je me suis approché et j'ai constaté que la passagère était blessée et confuse, mais que sa vie ne semblait pas immédiatement menacée, tandis que le jeune homme au volant baignait dangereusement dans l'eau. Bien qu'attaché, il devait soulever son corps en s'appuyant sur le bras de vitesse afin de maintenir sa tête hors de l'eau. À bout de force, il m'a supplié de l'aider. Désespéré, il m'a dit qu'il n'avait plus l'énergie pour se tenir, qu'il allait se noyer. Sachant que les secours allaient arriver, je me suis activé auprès du jeune homme. Ses jambes étaient coincées, je ne pouvais le libérer de ce guêpier.

«Il est vital d'être créatif dans l'urgence»

Aviez-vous une solution pour le dégager?
J'enseigne la désincarcération et, croyez-moi, je comprenais la complexité de la situation. J'ai donc demandé à mon coéquipier de trouver un objet pour briser la vitre. Aussitôt fait, j'ai pénétré dans la

voiture pour maintenir la tête de l'automobiliste hors de l'eau. J'étais trempé, le froid me mordait les jambes, et mes forces s'épuisaient lentement. Quarante minutes plus tard, exténué, j'ai réclamé l'aide des gens qui observaient la scène. Un homme courageux a offert son assistance.

Qu'a-t-il fait pour vous soutenir?

D'abord, il a ouvert la portière arrière afin de nous rejoindre dans la voiture. Toutefois, j'avais mal évalué son poids, car la voiture a plongé brusquement, immergeant du même coup presque totalement le jeune homme. L'eau en mouvement recouvrait peu à peu sa bouche, le privant d'oxygène. Combien de fois ai-je insisté sur ce point? Il est vital d'être créatif en situation d'urgence. Les meilleurs secouristes sont les plus débrouillards. Dans un enchaînement d'idées, j'ai pensé à un tuba, à une paille, puis à stylo. J'ai alors demandé à mon coéquipier de me trouver un stylo et de le vider rapidement de son contenu. Le jeune homme a pu utiliser ce petit tube pour respirer tandis que le bon Samaritain a pris ma place afin de maintenir sa tête hors de l'eau.

L'histoire se termine-t-elle bien?

Oui, heureusement. Les secouristes ont libéré la passagère de la fâcheuse position dans laquelle elle se trouvait. Puis, une remorque a retourné la voiture afin de la sortir de l'eau. Le jeune homme a été délivré à l'aide des pinces de désincarcération et a été conduit à l'hôpital. Quant à moi, j'en ai perdu la voix. La victime m'a téléphoné pour me remercier. Le jeune homme était très ému. J'ai pu mesurer le sentiment de reconnaissance de ses parents lorsque je les ai rencontrés trois semaines plus tard. Un dernier mot: il ne faut jamais hésiter à porter secours à des gens en difficulté. On peut même être poursuivi si on ne porte pas assistance à un individu en danger. ■

«L'eau en mouvement recouvrait peu à peu sa bouche»

Daniel Benny

Repêcher une conductrice en eaux troubles

Une voiture dérape et effectue un plongeon dans le lac avec, à son bord, une femme qui aurait pu connaître un destin tragique. C'était sans compter sur les réflexes et le courage de Daniel, aidé par un riverain, Lionel Simon. Retour sur une soirée de printemps humide.

Le 31 mai 2002, Daniel Benny se rend au lac Mondor, non loin de son domicile à Saint-Jean-de-Matha, afin de relaxer. À plusieurs mètres de lui, une femme, debout près d'une voiture, observe le paysage. Son allure semble familière à Daniel… Sans doute une cliente du commerce où il travaille, mais il n'y prête pas plus attention qu'il faut. Quelques minutes plus tard, un bruit de moteur se fait entendre. Étonné, l'homme de 45 ans tourne la tête et aperçoit la voiture qui plonge brutalement dans le lac. Sans perdre une seconde, il se rue vers l'eau glacée…

Que faisiez-vous au lac Mondor en ce début de soirée?

Après une journée de travail, j'ai l'habitude d'aller m'asseoir près de l'eau pour relaxer. Pour moi, cet instant est précieux, car il me permet de faire la transition entre mon lieu de travail et mon domicile. Toujours est-il que quand je suis arrivé au lac, une dame était déjà présente, et sa voiture était garée derrière elle, juste un peu plus haut. Elle regardait le paysage. Je n'ai donc pas voulu la déranger. Je me suis installé plus loin.

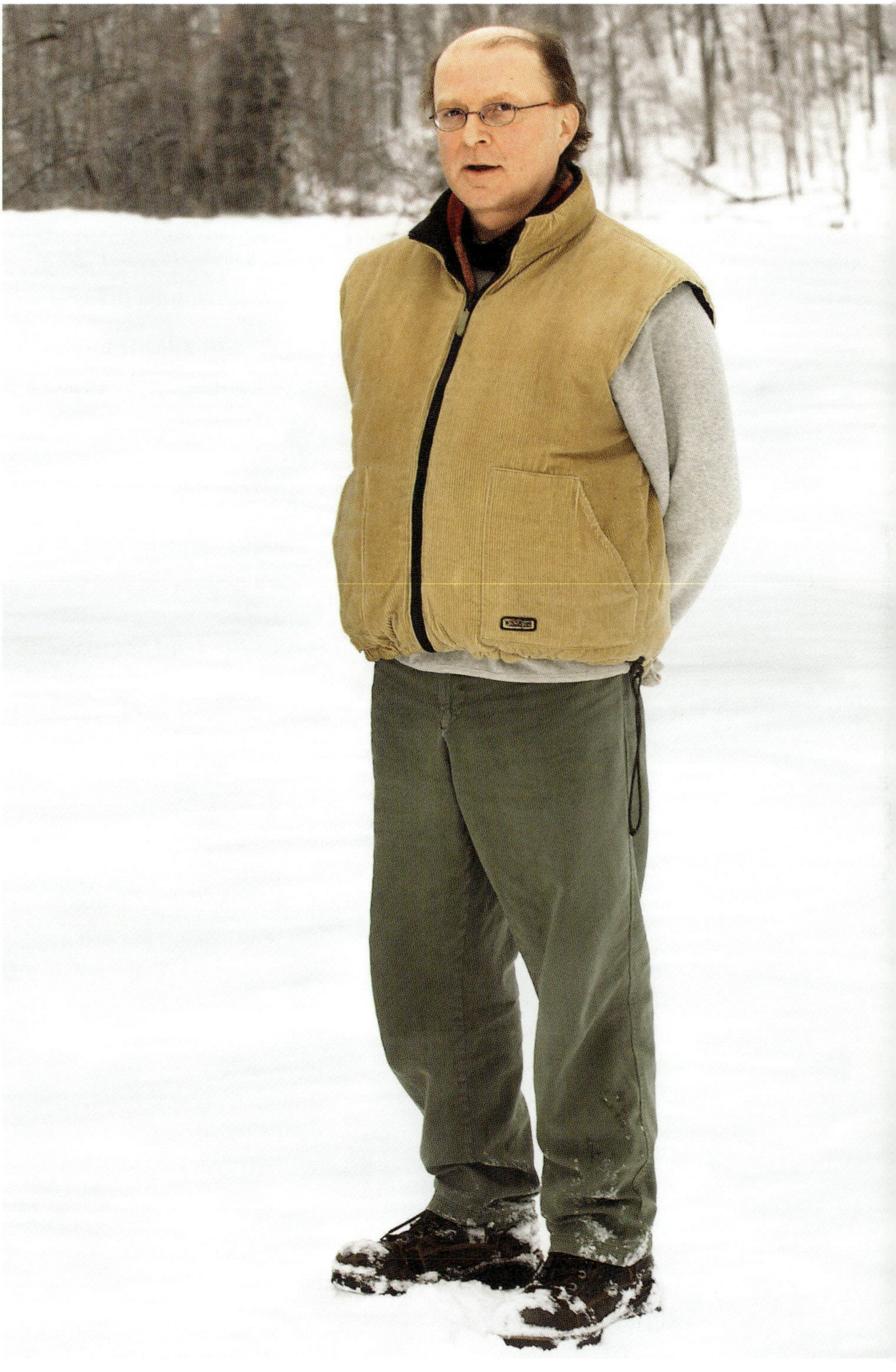

Soudain, pendant que je me reposais, j'ai entendu un bruit de moteur. En l'espace d'un court instant, ce bruit est devenu plus inquiétant. Eh oui! la voiture venait de percuter une roche avant de plonger vers le lac. Je l'ai aperçue en plein vol. Je n'ai pas eu le temps de me demander si la conductrice avait perdu le contrôle, dérapé, ou quoi que ce soit. Affolé, je me suis aussitôt levé. J'ai pris mes jambes à mon cou et j'ai longé la berge tout en criant: «Au secours! Au secours!» Puis, je me suis littéralement jeté à l'eau. J'ai nagé, mais je ne suis pas un expert en natation. Et chaque fois que j'étais sur le point de mettre la main sur la voiture, celle-ci avançait de plus belle. À un moment donné, j'étais rendu tellement loin que je ne touchais plus le fond. J'étais conscient que si l'auto calait, je ne pourrais pas sauver la femme.

Qu'avez-vous fait à ce moment-là?

J'étais à mes limites. Je me suis dit: «Dan, il faut que tu retournes vers la plage pour prendre une chaloupe. Au pire, si elles sont toutes cadenassées, tu brises un cadenas.» Par chance, une chaloupe n'était pas barrée. Au même instant, un homme, Lionel Simon, et son épouse, qui avaient entendu mes cris depuis leur salon, sont venus me prêter main-forte. La femme a immédiatement appelé le 9-1-1 avec son cellulaire tandis que Lionel a poussé la barque pour m'aider.

«J'ai encore des frissons qui me traversent le corps»

Nos mains ont servi de rames, car il n'y en avait pas.

La voiture avait-elle coulé à pic?

Non, pas encore! Les autos modernes ont tendance à flotter, surtout si toutes les fenêtres sont fermées. C'est grâce à la rétention de l'air. La voiture demeurait donc en surface.

De quelle manière s'est fait le sauvetage de la dame?

On a approché la barque près du véhicule. Il n'y avait pas une seule goutte d'eau dans l'auto. Quant à la conductrice, sans doute commotionnée, elle tenait le volant. La femme ne répondait pas à nos appels, son regard semblait absent. Je lui disais: «Réveillez-vous! Réveillez-vous!» Je cognais sur le pare-brise et Lionel, lui, frappait sur sa fenêtre. Puis, soudain, je me suis souvenu de son nom, car elle venait au commerce où je travaillais. J'ai aussitôt hurlé son nom. Elle a finalement levé les yeux vers nous. Je lui ai demandé d'ouvrir la fenêtre. Mon intention était de la prendre et de la déposer dans la chaloupe. Elle a donc obéi. En baissant la vitre, elle a dû avoir peur puisqu'elle l'a sortait de l'eau à cause des vêtements amples que portait cette femme. Elle nous présentait ses mains au-dessus de sa tête. Pas la peine de vous dire qu'on l'a agrippée vite. Mais on ne pouvait pas l'embarquer dans la chaloupe, et ses vêtements tout trempés ne nous facilitaient pas la tâche non plus.

«La femme ne répondait pas à nos appels, son regard semblait absent»

remontée aussitôt. Là, une scène terrible qui nous a ébahis s'est déroulée sous nos yeux. J'étais allongé sur le capot, quand tout s'est mis à déraper. Je me suis enlevé de là, vite. On ne voit ça que dans les films. L'eau a submergé le véhicule à une vitesse fulgurante. S'il n'y avait pas eu la chaloupe, je pense que la succion nous aurait aspirés vers le fond du lac.

Et la femme, elle?

Lionel et moi on se retenait mutuellement pour ne pas plonger. C'était un moment extrêmement émouvant et, à la fois, déchirant. On voulait la sauver. C'était horrible comme situation. Un vrai cauchemar. On se sentait réellement impuissants, vous comprenez? On regardait dans l'eau, mais on ne voyait absolument rien, pas même l'auto. Tout à coup, on a vu quelque chose bouger. On aurait dit une méduse qui

Qu'avez-vous fait alors?

Pendant que Lionel ramait avec ses mains, moi je la retenais avec mes bras et mes mains. Elle tenait sa tête au-dessus de l'eau, c'est certain! Une fois arrivés près du bord, nous avons sauté à l'eau. Je me souviens de lui avoir dit: «Ce n'est qu'un moment, ce n'est qu'un moment!» Quand j'y pense, j'ai encore les frissons qui me traversent le corps. Finalement, les secours sont arrivés. Un an et demi plus tard, on recevait, Lionel et moi, la mention d'honneur du civisme. ■

Alain Lavoie

Sauver deux motoneigistes de la noyade

Doté d'un courage exemplaire et d'une grande présence d'esprit, Alain Lavoie a sauvé de la noyade un homme et une femme dans des conditions extrêmement risquées. Qui, en effet, oserait s'aventurer sur la glace précaire pour secourir deux motoneigistes téméraires?

Le 30 décembre 2000, le motoneigiste Alain Lavoie a vu la pire de ses craintes se concrétiser lorsque la motoneige d'un ami s'est enfoncée dans la rivière Mistassini. Gênés par une noirceur lugubre, les victimes parvenaient difficilement à nager. Guidé par leurs cris déchirants et muni d'une simple corde, ce brave Québécois s'est avancé sur la glace craquante pour réaliser son exploit.

Une randonnée à motoneige a failli virer à la tragédie. Que s'est-il passé?
En compagnie de quatre couples de motoneigistes, nous faisions une très longue randonnée. Puisque je connais bien les risques de ce sport, nous avons suivi les sentiers balisés tout au long de la journée. Au retour, nous étions fatigués et le froid nous gagnait. Mes compagnons ont décidé de prendre un raccourci pour éviter de faire un grand détour. Il s'agissait d'emprunter un sentier non balisé et de traverser la rivière à peine gelée.

Vous étiez d'accord avec eux?
Pas du tout!

Vous ne pouviez pas les dissuader?
Justement, ils avaient pris la

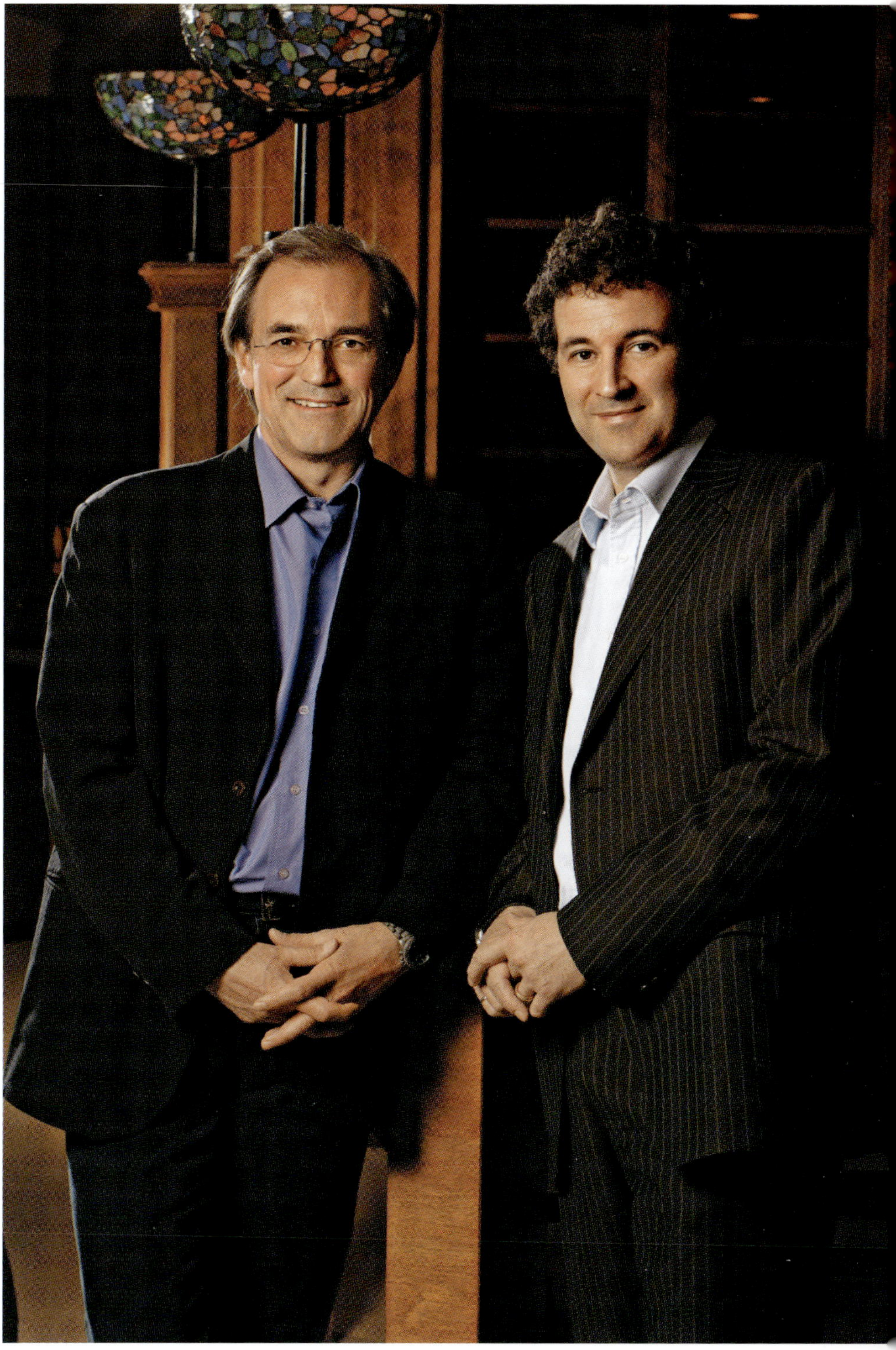

décision sans moi. Ils manquaient d'expérience et ne semblaient pas mesurer le risque. J'ai dit à ma femme, Isabelle, qu'il valait mieux faire le détour et j'étais réellement sur le point de ne pas les suivre, mais un doute subsistait et je m'inquiétais beaucoup pour ma belle-sœur Julie, qui était avec le groupe. Peut-on parler d'un mauvais pressentiment? Je savais que je devais les accompagner. J'ai donc dit au premier motoneigiste de m'attendre avant d'aller sur la glace.

Et il ne l'a pas fait?
Eh bien non! En tournant le coin, j'ai vu sa motoneige glisser sur la glace et parcourir environ 50 mètres. Soudain, la glace a cédé, jetant du même coup ma belle-sœur et son compagnon dans l'eau glaciale.

Comment êtes-vous intervenu?
D'abord, j'ai poussé Isabelle en bas de la motoneige, j'ai retiré mon casque et mes mitaines, puis j'ai attrapé une corde d'alpiniste de 30 mètres que j'apporte toujours avec moi. C'est une question de sécurité.

Que faisaient les autres motoneigistes?
Ma femme hurlait, elle était hystérique et me frappait dans le dos en me répétant: «Va chercher ma sœur!» Je lui ai ordonné de signaler le 9-1-1, puis je suis parti à la course. Une dame a fui par un sentier, sous l'effet de la panique, tandis que les deux autres motoneigistes m'éclairaient avec leurs lumières. L'éclairage était faible, mais je distinguais les ombres des victimes, qui pataugeaient et tentaient de remonter sur la glace, laquelle cédait sous leur poids. Le trou s'agrandissait et le courant risquait de les entraîner sous la glace. J'ai compris d'instinct qu'il fallait leur parler, garder le contact et les rassurer.

«Je n'ai pas pensé à la mort»

De quelle façon?
En adoptant un ton calme et confiant, je leur ai dit que j'allais les sortir de là. Pour moi, il était impensable que je ne puisse pas y parvenir, malgré le risque. J'ai incité les deux victimes à ne pas tenter de monter sur la glace, mais juste à s'accrocher. Julie était plus près, j'ai donc annoncé à son compagnon, Jean-François, qu'il serait secouru après elle: «Je vais sortir Julie d'abord, puis je viendrai te chercher!»

Comment avez-vous fait?
J'ai lancé ma corde à quelques reprises avant que Julie la sente contre elle. Paniquée, elle refusait de lâcher la glace pour saisir la corde. Le courant cherchait à l'entraîner sous la glace, et le risque de manquer son coup la figeait. J'ai dû la convaincre de prendre la corde, puis je l'ai tirée doucement vers moi. J'ai procédé de la même façon pour secourir Jean-François. Je leur ai donné mes vêtements, puis nous avons récupéré les motoneiges afin de trouver un refuge rapidement. Nous avons fait halte à la première maison, un kilomètre plus loin. Nous avons appelé à l'hôpital pour vérifier les symptômes d'hyperthermie, et les deux rescapés ont pris un bain chaud.

Quelles émotions ressentiez-vous?
J'ai bu une bouteille de cognac pour surmonter le trop-plein d'émotions. Difficile de ne pas pleurer! C'était plus fort que moi, je m'en voulais de ne pas avoir su les empêcher de prendre ce risque. Je ne me serais pas pardonné de les avoir perdus. Je n'en veux pas à Jean-François. Il ignorait le danger. Depuis, il a appris la leçon et son comportement a changé. Quant à ma belle-sœur, elle demeure très émotive lorsque nous évoquons cet incident.

Avec le recul, que retenez-vous de cet événement?
Qu'il est important de garder son calme et d'être méthodique, dans les situations d'urgence. Tout le monde devrait suivre un cours de secouriste. C'est essentiel. Ce n'est pas la peur qui me guidait, mais la conviction que je devais les secourir. Il faut garder toute sa tête. Je n'ai pas pensé à la mort. ■

«Ils tentaient de remonter sur la glace, qui cédait sous leur poids»

Louis Garneau

UNE MORT CERTAINE DANS LES EAUX GLACÉES...

Le 29 décembre 2004, le célèbre homme d'affaires Louis Garneau prend un café en admirant le lac. Quand il aperçoit deux motoneigistes s'enfoncer dans l'eau glaciale, son sang ne fait qu'un tour.

Louis, pouvez-vous nous raconter ce qui s'est passé le 29 décembre?

D'abord, je dois dire que, la veille, j'avais mesuré la glace du lac. Elle faisait 30 centimètres d'épaisseur. Mais le lendemain matin, il y avait une fissure d'environ deux kilomètres sur le lac. Elle s'était formée pendant la nuit. J'ai remarqué qu'il y avait beaucoup d'eau sur la glace ce matin-là. Il était environ 10h45, et je prenais un café avec ma femme, Monique, quand j'ai vu une motoneige se diriger vers la fissure. Elle circulait dans un sentier balisé. J'ai dit à ma femme: «Regarde, ils vont pogner l'eau!» La motoneige a alors frappé l'eau et commencé à couler. Les gens qui étaient dessus ont commencé à se débattre pendant que l'eau revolait autour d'eux. Une chance que je regardais dehors à ce moment-là. C'est rare que je prenne mon café en regardant le lac. Tout s'est passé très vite. La motoneige était dans la crevasse, mais demeurait soutenue par une autre couche de glace. La passagère s'accrochait au véhicule; elle ne pouvait pas bouger, sinon elle se serait noyée. L'autre passager a réussi à grimper sur le rebord de la glace.

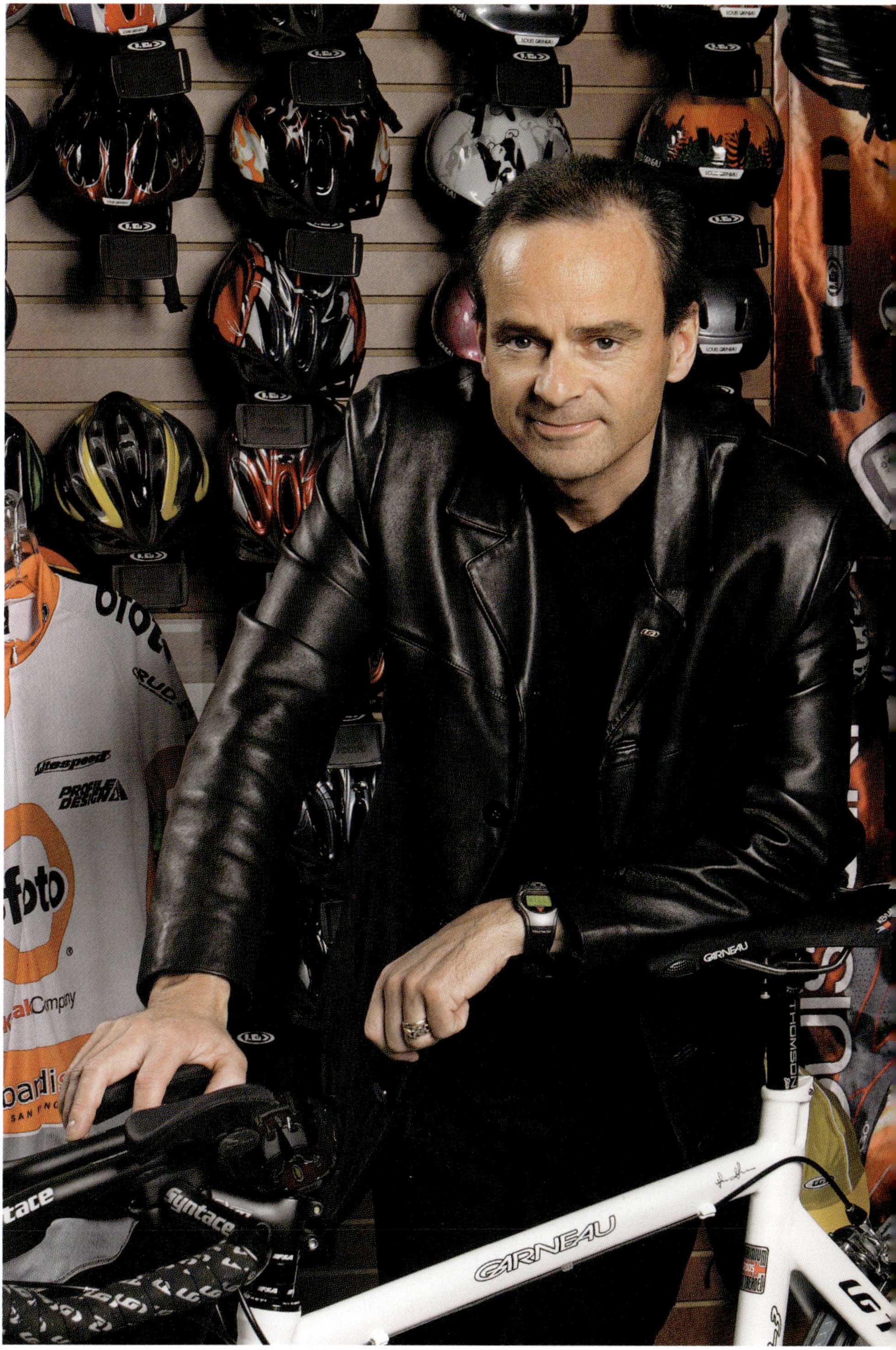

Quelle a été votre première réaction?

Quand j'ai vu ça, j'ai d'abord demandé à ma femme d'appeler le 9-1-1. Ensuite, j'ai paniqué. Je me parlais à moi-même, comme dans une course de vélo, pour trouver quoi faire. Mon cerveau voulait faire 10 affaires en même temps. Je me suis dit: «Je ne veux pas de noyade devant mon chalet!» C'était la première fois que j'étais confronté à la mort, que je la voyais devant moi. Je me disais que si je n'intervenais pas, j'aurais une mort sur la conscience. L'adrénaline était forte. Puis je me suis dit: «Louis, sois intelligent!»

Qu'est-ce que vous avez fait?

Pour commencer, j'ai demandé à mon épouse d'aller chercher des gilets de sauvetage. Pendant ce temps, j'ai ramassé une corde dans mon garage. Par chance, la corde que j'ai trouvée était attachée à un radeau. J'ai démarré ma motoneige et j'ai tiré le radeau jusqu'au lieu de l'accident. Quand je suis arrivé, le conducteur de la motoneige était déjà sorti de la crevasse. Étrangement, je me sentais puissant quand je suis arrivé près d'eux. Je «focussais» très bien. J'avais l'impression que tout allait au ralenti. J'avais un radeau et j'étais certain que tout irait bien. C'était la première fois de ma vie que je me sentais comme ça. Je n'ai pas ressenti de peur sur le coup. Je tiens aussi à rendre hommage aux deux personnes accidentées, qui n'ont jamais paniqué. Tout s'est fait assez calmement, vu les circonstances. La dame était contente de me voir arriver et elle me l'a dit, tout en précisant qu'elle ne bougerait pas.

«Quand ç'a été terminé, je suis tombé à genoux. Je faisais de l'hyperventilation.»

Comment l'avez-vous sortie de l'eau?

Nous avons réussi à tendre la main à la femme, qui était toute trempée et accrochée à la motoneige, qui se maintenait à la surface de l'eau glacée. Elle portait une combinaison, et l'eau s'était infiltrée dans ses vêtements: elle devait peser au moins 400 livres. Son compagnon m'a aidé, et nous avons finalement pu la tirer de là. J'ai mis la femme sur le radeau et je l'ai ramenée chez moi en la tirant avec ma motoneige. Mais avant, il a fallu vider l'eau de sa combinaison, parce que sinon, elle était trop lourde! Arrivés au chalet, ils ont pu prendre un bain, et nous leur avons donné des vêtements chauds. C'est d'ailleurs assez comique, parce que les vêtements étaient de marque Louis Garneau!

Qu'avez-vous fait ensuite?
Quand ç'a été terminé, je suis tombé à genoux. Je faisais de l'hyperventilation. J'ai eu des douleurs à la poitrine pendant toute une journée. J'avais donné tout ce que j'avais. Je ne crois pas que j'aurais pu en faire plus dans les circonstances. J'ai repassé le scénario dans ma tête, et je trouve, finalement, que j'ai bien réagi. Tout a duré environ trois minutes et demie, et personne n'est mort. Mais, dans les jours qui ont suivi, j'ai eu de la difficulté à dormir. J'ai aussi eu des flash-back.

Où avez-vous été puiser votre détermination?
Il est certain que je suis un fonceur. Que ce soit en affaires ou quand j'étais coureur, j'ai toujours eu cette réputation. J'ai déjà sauvé un homme qui était coincé dans un véhicule il y a quelques années. Il faut dire que j'ai été élevé comme ça. Mon père, qui était policier, m'a enseigné à aider les autres et à agir dans des circonstances dramatiques. Et les courses que j'ai faites quand j'étais un athlète m'ont appris à garder mon sang-froid. Ce matin-là, mes expériences et ce que mon père m'a transmis m'ont permis, je crois, de bien réagir.

Quelle leçon tirez-vous de ce sauvetage?
Cet événement m'a fait prendre conscience que la vie est fragile, que la famille est fragile, et qu'un accident peut nous arriver à nous aussi. Ma plus jeune fille, Victoria, ne veut plus aller sur le lac. Mais ce que je retiens surtout, c'est que je ne suis pas un héros, simplement un bon citoyen qui a porté secours à des personnes en danger. Après cet incident, je me suis inscrit à un cours privé de secourisme. Si, un jour, une situation pareille se reproduit, je serai encore mieux préparé. J'ai reçu beaucoup de témoignages de respect à la suite de ce sauvetage. J'ai aimé aider les gens. Je suis un bon père de famille et je veux être encore meilleur. ■

«Je me disais que si je n'intervenais pas, j'aurais une mort sur la conscience»

3. Les accidents de véhicules motorisés

Leia Hunt-Hans

Tout pour sauver son père

Pour porter secours à son père, blessé dans un accident de motoneige, Leia a marché des kilomètres dans un froid intense. Elle en a gardé de graves séquelles mais ne regrette rien.

Dans la nuit du 2 au 3 mars 2003, Leia Hunt-Hans, âgée de 11 ans, a fait preuve d'une force de caractère stupéfiante. Son père, David, et elle se sont retrouvés coincés dans les bois, par un froid sibérien, entre les villes de Wentworth et de Pine Hill, en Outaouais. La journée avait pourtant bien commencé pour les deux résidants de l'Île-Perrot qui cherchaient à se rendre en motoneige à leur chalet de Mont-Laurier. Ce qui m'a le plus touché chez cette jeune fille, c'est son humilité, ainsi que la complicité qui la lie à son père depuis cet événement.

Leia, qu'est-il arrivé exactement?

C'était une journée comme les autres. Nous avions l'habitude d'aller faire de longues randonnées en motoneige, mon père et moi. Je me souviens que ma mère ne voulait pas que nous partions ce jour-là parce qu'il faisait très froid.

David: Nous devions faire 400 km sur des sentiers balisés. Nous étions bien équipés: nous avions de bonnes combinaisons de cuir. Notre motoneige est munie de poignées et de sièges chauffants. Tout s'est

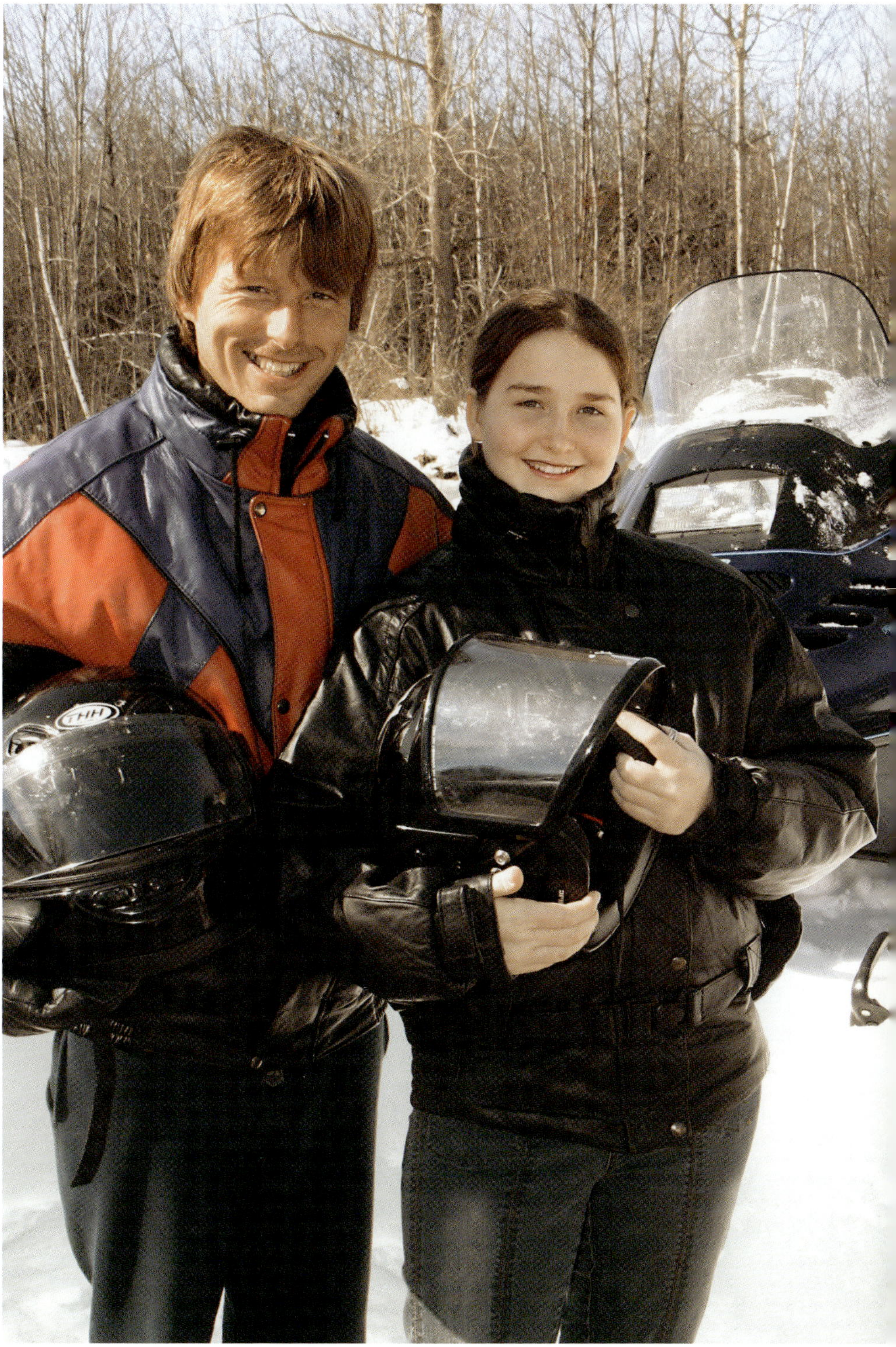

bien passé jusqu'à ce que nous empruntions un sentier mal entretenu, au nord de Pine Hill, vers 16 h.

Comment l'accident s'est-il produit?

D.: Nous avons heurté une barre de fer qui dépassait d'un petit pont en réparation. Elle était dissimulée sous la neige qui venait de tomber. Notre motoneige s'est renversée dans un ruisseau, et j'ai juste eu le temps de projeter Leia sur la berge pendant que nous tombions d'une hauteur d'environ 20 pieds.

Leia: Ça s'est passé très vite. J'ai vu que mon père était coincé sous la motoneige. La glace avait cédé sous le poids du véhicule, et son genou gauche était écrasé dessous. Heureusement, le ruisseau n'avait qu'un pied de profondeur environ. Mon père a réussi à se dégager, mais il ne pouvait plus marcher.

Qu'as-tu fait?

Il faisait déjà noir quand j'ai décidé d'aller chercher du secours. Mon père me disait de reprendre le sentier de motoneige qui me conduirait à Wentworth, mais j'avais peur. Des pancartes indiquaient qu'il fallait se méfier des loups. J'ai donc décidé de suivre le ruisseau et je me suis rendue jusqu'aux berges d'un lac. Ce faisant, je me suis mouillé les pieds, mais je ne m'en suis pas rendu compte. Au bout de deux heures, même si je voyais des lumières au loin, je n'avais pas réussi à trouver du secours. Je suis donc revenue sur mes pas pour rejoindre mon père et le réconforter.

D.: Quand elle est revenue, j'ai décidé que nous ne nous séparerions plus de la nuit. Je me disais qu'une motoneige ou le véhicule d'entretien de la piste allaient sûrement finir par passer. J'ai protégé Leia à l'aide de mon corps, je lui ai mis son casque et je l'ai massée pour qu'elle ne gèle pas. Il faisait environ - 25 °C. Leia ne m'a jamais dit qu'elle avait froid aux pieds. Elle ne se plaignait pas et restait calme.

«J'ai constaté que mes pieds étaient craquelés et noirs»

As-tu pu dormir, Leia?

Oui, je me souviens même d'avoir rêvé que je trouvais du secours pour mon père. Quand je me réveillais, il me racontait que des gens venaient à notre secours. Il me disait même comment ils étaient habillés. Je me rappelle lui avoir dit de ne pas exagérer, que je ne le croyais pas!

Et que s'est-il passé le lendemain matin?

L.: À l'aube, j'ai décidé de suivre le sentier et d'aller vers Wentworth. Il faisait jour, et je n'avais plus peur. Quand je me suis redressée pour marcher, je n'y suis pas arrivée, car de la glace s'était formée sur mes bottes. Mon père l'a cassée, puis je suis partie chercher du secours. J'ai marché pendant environ trois heures.

D.: Pendant qu'elle cherchait de l'aide, j'ai été secouru par des motoneigistes. J'étais épuisé et désorienté. Mon genou broyé m'empêchait de marcher.

Leia, que s'est-il passé quand tu es arrivée à Wentworth?

Un des motoneigistes qui avait trouvé mon père m'a rejointe et il m'a emmenée dans un dépanneur pour que je me réchauffe un peu. Il est ensuite retourné voir mon père. Quant à moi, je voulais faire le 9-1-1, mais il y avait une très longue file d'attente au comptoir, et ça a pris du temps. Quand la caissière m'a finalement parlé, elle m'a demandé si ça faisait longtemps que l'accident s'était produit. Lorsque je lui ai dit que j'avais passé la nuit dehors, elle n'en a pas cru ses oreilles. Peu après, j'ai été conduite à l'hôpital de Saint-Jérôme. C'est là que j'ai constaté que mes pieds étaient craquelés et noirs. Les secouristes ont mis 45 minutes pour m'enlever chacune de mes bottes.

Combien de temps as-tu été hospitalisée?

J'ai été soignée dans trois hôpitaux différents sur une période de près de six mois. J'ai subi neuf opérations. La dernière a eu lieu à l'été 2004. On m'a amputé une partie du pied gauche et le pied droit jusqu'au talon.

D.: Ma fille a été très courageuse. Elle ne s'est jamais plainte. De mon côté, j'ai des remords, car je me sens responsable des séquelles qu'elle a gardées de cette nuit passée dehors. Pourtant, Leia ne m'en a jamais voulu.

> «Je me souviens même d'avoir rêvé que je trouvais du secours pour mon père»

As-tu reçu des honneurs pour ton courage?

L.: Oui, j'ai été décorée par le Gouverneur général du Canada, par l'Assemblée nationale du Québec, par la ville de Wentworth et par les ambulanciers. ■

Jonathan Forcier

Reprendre le flambeau d'un frère héroïque

Une nuit, Pierre a été happé par une voiture tandis qu'il se portait au secours d'amis blessés dans un accident provoqué par un fuyard... Jonathan, son cadet, songe à un dispositif d'alerte pour épargner à d'autres son chagrin et son deuil.

Jonathan Forcier avait 26 ans lorsque son frère, Pierre, un entrepreneur en construction, a été tué sur le coup par un automobiliste sur le boulevard Henri-IV, près de Québec. L'homme de 42 ans avait passé la soirée chez sa sœur en compagnie de quelques personnes. Sur le chemin du retour, le couple d'amis qu'il suivait sur l'autoroute a eu un accident. C'est en se portant à leur secours que Pierre a été happé par un véhicule. En février 2004, Jonathan a reçu en son nom la Médaille du civisme du gouvernement du Québec. Le jeune homme est déterminé à faire en sorte que son frère ne soit pas mort en vain...

Jonathan, comment est survenu l'accident dans lequel votre frère a été tué?
Un premier automobiliste, dont on ignore encore l'identité, a causé cet accident. Les amis de mon frère, un homme et une femme, ont d'abord été heurtés par ce conducteur, qui a aussitôt pris la fuite. Tout ce qu'on sait, c'est que cette personne conduisait un Jeep Cherokee. Le véhicule dans lequel prenait place le couple d'amis de Pierre a fait de nombreux

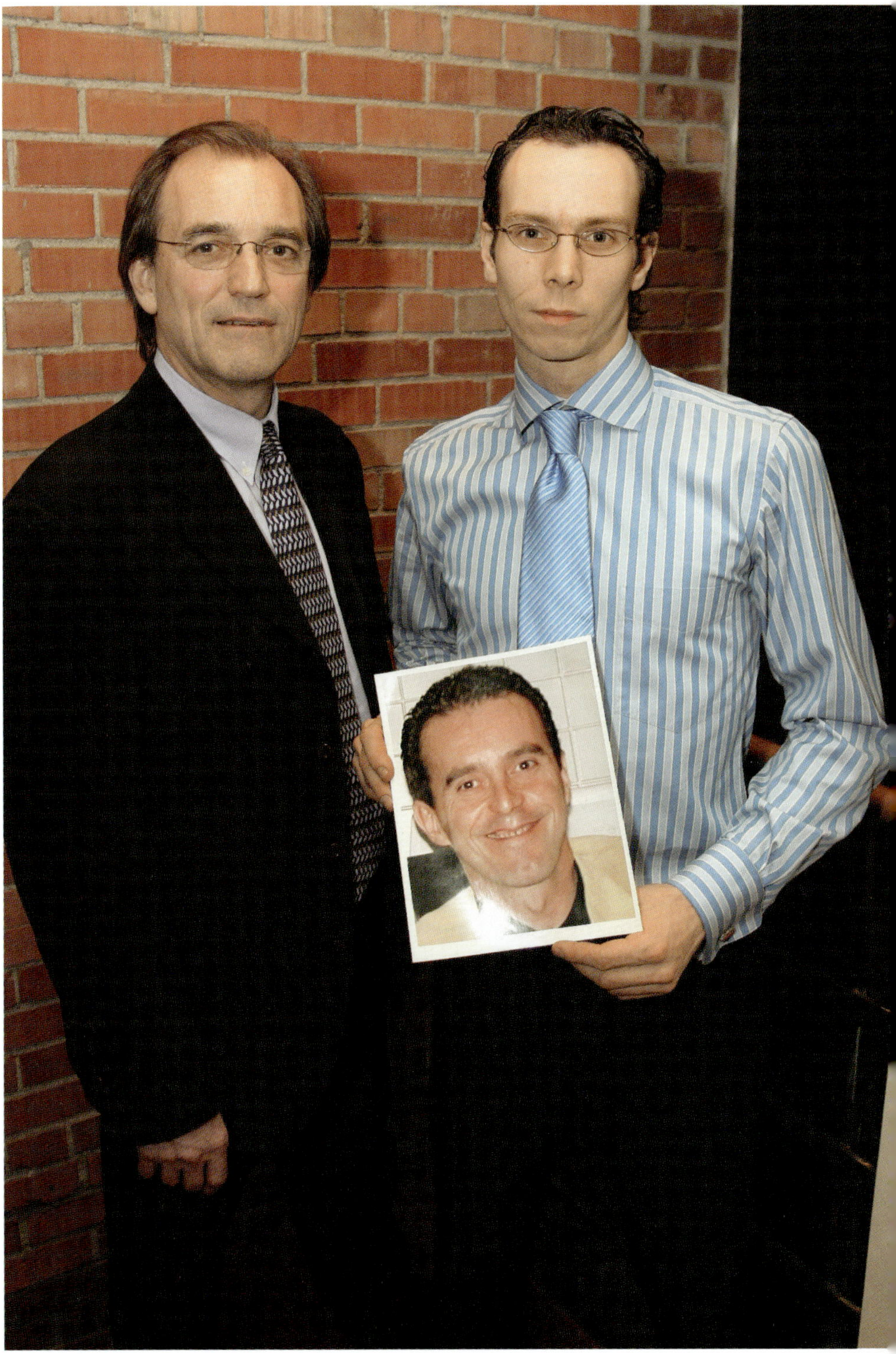

tête-à-queue sur la chaussée avant de s'immobiliser. D'autres automobilistes, quatre ou cinq je crois, ont été impliqués dans le carambolage. Mon frère, qui circulait derrière le couple, a réussi à arrêter sa voiture. En arrivant près de la portière de la passagère, Pierre a vu que son amie avait de la vitre dans les yeux. Il s'est penché vers elle, à environ un pied, pour l'aider, et c'est là qu'il a été frappé de plein fouet par un autre automobiliste, qui ne l'avait pas vu. Il a été projeté 150 pieds plus loin… Ses souliers sont restés devant la portière de l'auto tellement l'impact a été fort! Mon frère n'a pas souffert. Il est mort sur le coup, comme une lumière qu'on éteint.

«Pierre est mort comme une lumière qu'on éteint…»

Comment vous a-t-on annoncé sa mort?

Vers minuit, les policiers ont communiqué avec ma sœur, car elle résidait sur la rue voisine. Elle a attendu qu'il soit 5 h avant d'aviser les membres de la famille. C'est mon beau-frère qui a téléphoné à la maison. À l'époque, je vivais avec ma mère. Quand je l'ai entendue crier, je me suis levé et j'ai accouru auprès d'elle. J'ai vite compris que mon frère était décédé. Pour moi, ç'a été tout un cauchemar, l'enfer! Il m'a fallu au moins 18 mois pour me remettre de sa mort. J'étais complètement anéanti. Mon frère, c'était comme mon père, vous comprenez? On était toujours ensemble, malgré les 18 années qui nous séparaient. J'ai dû tourner en rond un bon trois mois avant de retourner à mes occupations. Je buvais. J'avais si mal, si vous saviez! La mort, ce n'est rien si on la compare à la souffrance que les vivants ressentent après le départ d'une personne aimée.

Quel genre de personne était votre frère?

C'était un bon vivant, un beau bonhomme de 6 pieds 4 pouces! Il avait fière allure. C'était un vrai gentleman. C'était aussi un gars généreux et très travaillant. Je peux dire que mon frère avait beaucoup de qualités. La liste est longue.

En quoi son décès vous a-t-il transformé?

Je ne suis plus le même, c'est certain. La vie est fragile. J'ai mûri de 10 ans en 3 ans. Quand je vois des gens se quereller, j'ai parfois envie de leur dire: «Hé, c'est peut-être la dernière fois que vous vous voyez. Réconciliez-vous, la vie est courte!» Par ailleurs, quand Pierre est mort, j'ai été vivre chez lui en attendant que sa maison soit vendue. Le premier soir, j'ai fait le tour des pièces en m'adressant à lui. Pour tout dire, j'ai fait mon deuil dans cette demeure. Enfin, si je le pouvais, j'aimerais faire en sorte que des vies humaines soient épargnées sur les routes du Québec. Un ami a ramené de Chine une espèce de FLY clignotant. C'est un gros bâton lumineux. Les conducteurs et les propriétaires d'un véhicule automobile pourraient s'en servir pour avertir les autres qu'il y a un danger. Si seulement on pouvait commercialiser cet article au Québec… C'est une chose à laquelle je pense.

Comment s'est déroulée la cérémonie de remise des Médailles du civisme?

Je pense que c'était la première fois qu'on remettait une médaille à titre posthume. Les médias étaient présents. J'en ai profité pour leur dire qu'on ne connaît toujours pas l'identité du conducteur à l'origine du drame. Il a fui comme un voleur. S'il le faut, je vais faire en sorte que cette personne se sente coupable pour le restant de ses jours. Ma famille et moi, nous voudrions comprendre pourquoi cet automobiliste a fui. À quel prix estime-t-il une vie? Le savoir nous libérerait d'un gros fardeau. Il serait plus facile pour nous d'accepter la mort de Pierre. ■

> «On devrait commercialiser un bâton lumineux pour alerter les automobilistes»

Daniel Villeneuve

SAUVER DES VIES EN PRESSENTANT LE MALHEUR

Un flash, dit-il, lui a fait risquer sa vie pour sauver celle d'Annick. Lui a rebondi sur le pare-brise de la voiture folle qui a failli les écraser. Depuis, son sixième sens a fait d'autres miracles. Récit.

En plein cœur de Montréal, par un beau dimanche du mois d'août 2003, Daniel Villeneuve a mis sa vie en danger pour sauver celle de sa nouvelle amie. Si Daniel n'avait pas eu le réflexe, au risque d'être renversé lui-même, de la projeter hors de la trajectoire d'une voiture folle, Annick aurait été fauchée mortellement. En mai 2005, le gouvernement du Québec lui a décerné la mention du civisme pour son acte. Mais en fait, le jeune homme ne s'en est pas tenu là dans sa carrière de héros malgré lui. Il affirme qu'une sorte de sixième sens, une anticipation du malheur d'autrui, le pousse à venir en aide à son prochain. Miraculeusement?

Daniel, êtes-vous ce qu'on appelle un bon Samaritain?

On dirait bien que j'ai été choisi pour aider les autres par la grande générosité du bon Dieu! Depuis l'instant où cette voiture m'a heurté, ça n'arrête pas. Encore hier, la sœur d'un de mes amis, âgée d'une quarantaine d'années, m'a téléphoné, affolée. Elle voulait s'ôter la vie! Son frère et moi l'avons transportée en toute urgence à l'hôpital. Une autre fois, à mon lieu de travail, une vieille dame s'est

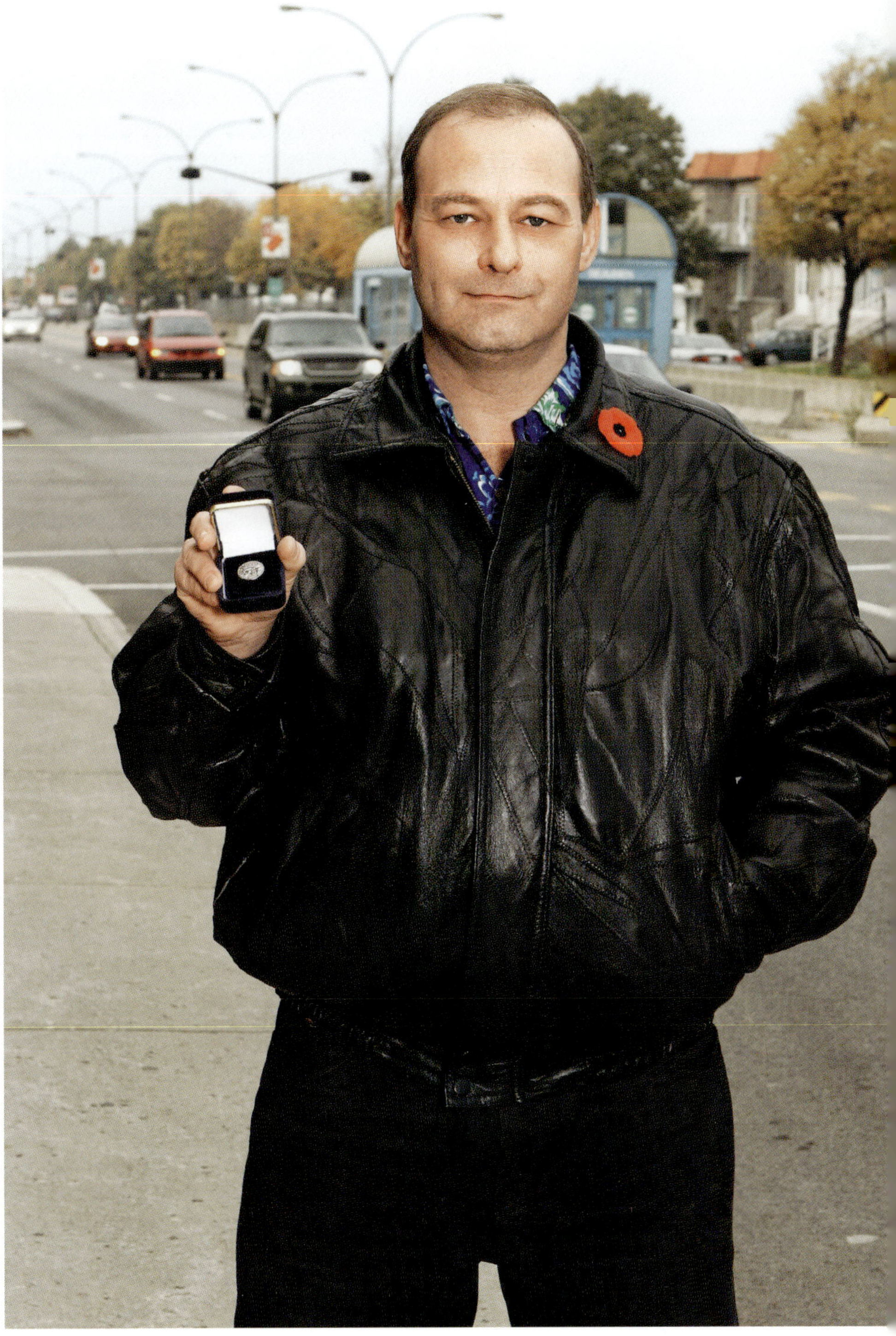

évanouie. Le hasard a fait que j'étais près d'elle au moment de sa chute. J'ai juste eu le temps de m'accroupir avant que sa tête ne frappe le ciment. Mon ventre a amorti le choc de sa tête. J'avais pressenti son malaise. Je ne sais pas, je ressens ce qui va se passer autour de moi, c'est comme ça!

Ce jour de 2003, aviez-vous pressenti qu'une auto fonçait sur vous et votre amie?

Oui! Je venais d'achever une longue promenade en compagnie d'Annick, une fille avec qui j'avais noué une toute nouvelle amitié. Nous étions sur le point de traverser la chaussée, à l'angle du boulevard Pie-IX et de la rue Rosemont, quand, soudain, un automobiliste conduisant une voiture noire a foncé vers nous sans freiner ni même ralentir au feu rouge. J'ai juste eu le temps de pousser Annick pour qu'elle ne soit pas écrasée. Je vous le dis, là encore, j'avais ce pressentiment qu'une chose inhabituelle allait se produire. Car en fait, j'ai agi avant même d'apercevoir la voiture! Puis, au moment de l'impact, j'ai tenté de sauter sur le capot. Bien sûr, j'ai frappé le pare-brise de l'auto avant de finir ma chute au sol. Je n'ai même pas eu le temps de réaliser ce qui venait de se passer. J'étais complètement sonné. Mon amie m'a aidé à me relever...

«J'ai agi avant même d'apercevoir la voiture»

Que s'est-il passé ensuite?

Elle m'a aidé à traverser la rue et m'a conduit chez elle, juste en face, c'est-à-dire de l'autre côté de la rue. Une fois à l'intérieur, je me suis allongé sur son lit et je lui ai demandé un sac de glace. J'avais affreusement mal. J'en ai même perdu des bouts. Tout ce dont je me souviens, en fait, c'est du lit. Puis, peu à peu, j'ai repris mes esprits. Je réalisais enfin ce qui venait de se produire. Ma copine, elle, a appelé le 9-1-1. Les ambulanciers et les policiers m'ont fait conduire à l'hôpital et on pris ma déposition. On n'a jamais retrouvé l'automobiliste en question. Il s'est évanoui dans la nature. Quand je pense que j'aurais pu devenir paraplégique pour le restant de mes jours!

Quelles ont été les séquelles pour vous?

Disons que l'accident a failli m'écorcher la moelle épinière. Finalement, je m'en suis tiré avec une vertèbre fracturée au bas du dos. J'ai dû porter un corset pendant sept longs mois en suivant des sessions intenses de physiothérapie. J'ai dû également cesser de travailler pendant cette période. Le soir de ma reprise d'activité, j'ai dit à ma physiothérapeute: «J'ai le corps comme coupé en deux. Je pense que je ne pourrai plus jamais travailler, ça fait trop mal.» Puis, je ne sais pas ce qu'elle m'a fait au juste, mais elle m'a débloqué. Enfin, j'ai bénéficié ensuite d'un suivi pendant un mois. Aujourd'hui, je ne souffre plus, sauf que parfois je peux ressentir une légère douleur. Ce n'est pas dramatique. Une chose est sûre cependant: le sport extrême, c'est fini pour moi.

> «Depuis que la voiture m'a heurté, ça n'arrête pas»

Comment votre amie vous a-t-elle remercié?
Elle a été très reconnaissante, et surtout sa mère, une enseignante à la retraite. Pour elle, il n'était pas question de garder secret mon geste. Ce qui était normal pour moi était devenu pour elle une vraie croisade. Elle a écrit au ministère de la Justice pour qu'on me décerne une mention de courage. Je lui ai dit de laisser tomber parce que j'aurais fait la même chose pour toute autre personne.

Avec le recul, que retirez-vous de cette expérience?
J'ai fait une bonne action sans penser à moi, à ma vie. J'aurais pu, comme bien d'autres, sauver ma peau, mais ce n'est pas dans ma nature. Je suis incapable de refuser mon aide à une personne en détresse, voilà tout! Et puis, pour ce qui est de l'automobiliste, je ne lui en veux pas. Je comprends la nature humaine. Allez donc savoir à quoi il pensait! ■

Jorge Larrosa

Risquer sa vie pour une collègue

Jorge Larrosa, un homme de 60 ans qui travaille à titre de traducteur pour les Nations Unies, n'a pas hésité à risquer sa vie pour sauver celle d'une collègue, et ce, sans connaître les conséquences de son geste.

Le 10 septembre 2004, Jorge Larrosa, ancien champion de natation dans son pays d'origine, l'Uruguay, a fait preuve d'un grand courage à l'intersection des rues University et de La Gauchetière, à Montréal. En poussant vers le trottoir une dame qui traversait la rue au mauvais moment, afin de lui éviter d'être fauchée, c'est plutôt lui qui a été heurté par la voiture.

Monsieur Larrosa, que faisiez-vous lorsque l'accident est survenu?
J'attendais le feu vert avec une dame pour traverser la rue University. Il était environ 14 h, et je retournais à mon bureau après mon heure de lunch.

Vous connaissiez cette dame?
Non, mais après l'accident, j'ai su qu'elle travaillait au même endroit que moi. Je suppose que c'est le destin qui a fait que nous nous sommes rencontrés.

Que s'est-il passé ensuite?
Quand le feu de circulation a tourné au vert, Pénélope – c'est son prénom – a tout de suite emboîté le pas. Au même moment, j'ai aperçu deux voitures qui arrivaient à vive allure, face à face, pendant que Pénélope traversait. J'ai aussitôt crié: «Attention! Attention!»

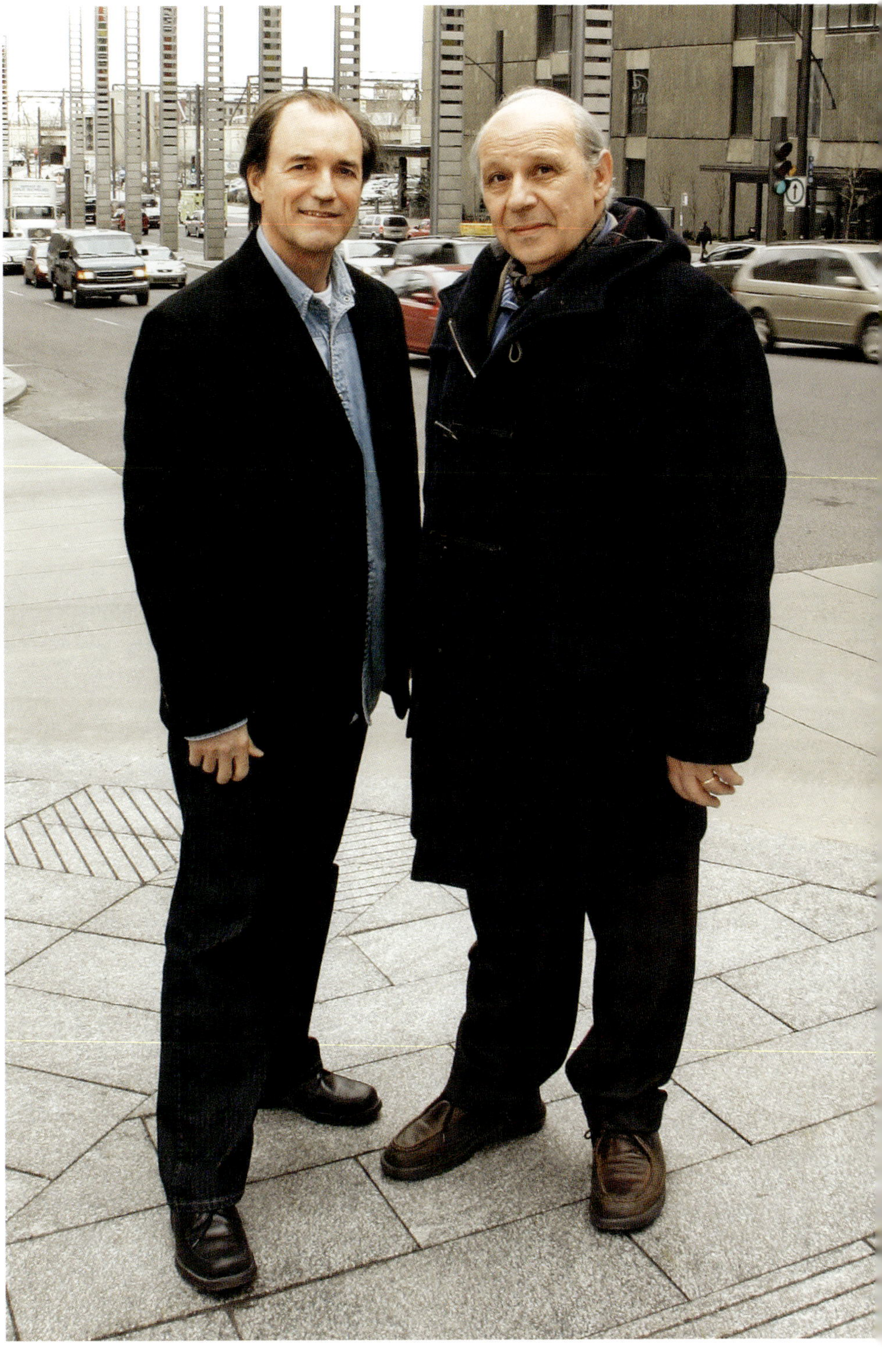

Comment cette femme a-t-elle réagi?
Elle n'a fait que regarder les deux voitures et elle est restée immobile. J'ai couru vers elle et je l'ai poussée pour ne pas qu'elle soit blessée.

Et vous avez été heurté à sa place?
Oui. Ça s'est déroulé en quelques secondes. La force qui m'habitait à ce moment-là était telle que j'ai pu pousser cette femme hors du danger. Quand j'ai su que je ne pouvais pas revenir sur mes pas, j'ai voulu continuer à traverser, en pensant que j'avais peut-être le temps de le faire, mais la voiture qui m'a frappé a été plus rapide que moi.

N'y avait-il pas deux voitures?
Oui, l'autre auto a pris la direction d'un poteau.

Étiez-vous blessé sérieusement?
Oui, ma cheville gauche a été brisée. J'ai dû subir deux opérations et marcher avec une canne pendant plus d'un an. J'ai aussi suivi une réhabilitation, sous forme de physiothérapie.

La dame vous a-t-elle porté secours?
Au début, elle criait: «Vous m'avez sauvé la vie!» Puis, se penchant vers moi, elle m'a demandé: «Qu'est-ce que je peux faire pour vous?»

Qu'avez-vous répondu?
Je lui ai répondu ceci: «Appelez l'ambulance et la police, et dites à mon employeur que j'ai eu un accident!» C'est justement à cet instant précis qu'on s'est rendu compte qu'on travaillait au même endroit.

«Je ne pouvais pas revenir sur mes pas...»

Qu'est-ce qui vous a poussé à poser ce geste héroïque?
J'ai vu que cette personne était peut-être en danger de mort et j'ai agi. Je ne me suis pas demandé si c'était dangereux ou non pour moi.

Parlez-moi des conséquences de cet accident sur votre santé.
J'ai subi une première opération deux jours après l'accident et j'ai mis un mois à récupérer de l'intervention. Ensuite, j'ai dû rester un autre mois chez moi. Il fallait que je demeure complètement immobile. Par la suite, j'ai entrepris six longs mois de physiothérapie.

Est-ce que cette opération a bien réussi?
Non. Je souffrais terriblement

et je marchais avec une canne. Mon orgueil en a pris un coup. La douleur était pratiquement insupportable. Et j'éprouvais une grande difficulté à me déplacer, même avec ma canne. Finalement, j'ai demandé au médecin qu'il me retire ces tiges de métal de ma cheville.

Il l'a fait?
Oui. J'ai subi une seconde opération en octobre 2005, sans savoir si cela fonctionnerait ou non.

Comment s'est déroulée cette deuxième opération?
Bien, mais j'ai connu des moments extrêmement difficiles. Entre autres, pendant l'opération, j'étais conscient de ce qui se passait. J'entendais le médecin demander: «Couteau, marteau...» Quand il a prononcé pour la première fois le mot «marteau», je me rappelle m'être dit: «Quoi? un marteau?» Bref, l'opération devait durer 20 minutes et elle a finalement duré une heure.

Parlez-nous de votre convalescence.
Ça allait déjà mieux après trois mois, mais je n'ai pas eu le choix de faire de la physiothérapie pendant encore six mois. En janvier dernier, je me suis fait la promesse que je marcherais sans canne, douleur ou pas. Pour moi, c'était capital. Il fallait que je marche normalement. Encore cet orgueil, quoi!

Et vous avez atteint votre objectif?
Oui, même si mon corps penche un peu vers la gauche.

En février de cette année, le gouvernement du Québec vous a décerné la Médaille du civisme.
En effet, et Pénélope m'a accompagné. Pour la première fois, nous avons discuté de l'accident. Elle m'a avoué qu'elle avait subi un choc et que son sommeil avait été particulièrement affecté pendant le mois qui avait suivi l'événement.

«Elle a regardé les deux voitures et elle est restée immobile»

Étant donné que vous avez été blessé à la place de Pénélope, referiez-vous ce geste pour elle?
Oui, je le referais, parce que c'est dans ma nature. Ma personnalité fait en sorte que dans les situations extrêmes, j'agis au lieu de penser. ■

Serge Bachand

Bombe sur l'autoroute

Ce matin-là, le camionneur a failli mourir deux fois et a perdu deux amis. Il nous raconte la pire journée de sa vie.

J'ai rencontré ce solide camionneur âgé de 42 ans chez lui à Marieville, sur la Rive-Sud de Montréal. Il était en compagnie de sa conjointe, Isabelle Brais. Ensemble, ils ont vécu un accident tragique qu'ils n'oublieront jamais.

Serge, qu'est-il arrivé le 3 août 2003?

Il était environ 11 h 45. Nous étions un groupe de sept amis et nous formions une caravane de motocyclistes. Nous avions quitté Montréal la veille et devions nous rendre en Nouvelle-Écosse. Nous roulions sur la route 2, près du village de Perth-Andover. Notre groupe était scindé en deux. J'étais devant avec Isabelle et un ami, André Métivier. Entre nous et l'autre partie du groupe, il y avait une camionnette. Nous nous sommes engagés dans une courbe. Soudain, j'ai vu une voiture arriver en sens inverse à toute allure et déraper en empiétant sur notre voie. J'ai tout juste eu le temps de l'éviter. J'ai clairement vu son conducteur, qui tentait de la ramener sur sa voie. En tentant cette manœuvre, il a perdu la maîtrise de son véhicule et est allé heurter mes amis, qui se trouvaient derrière la

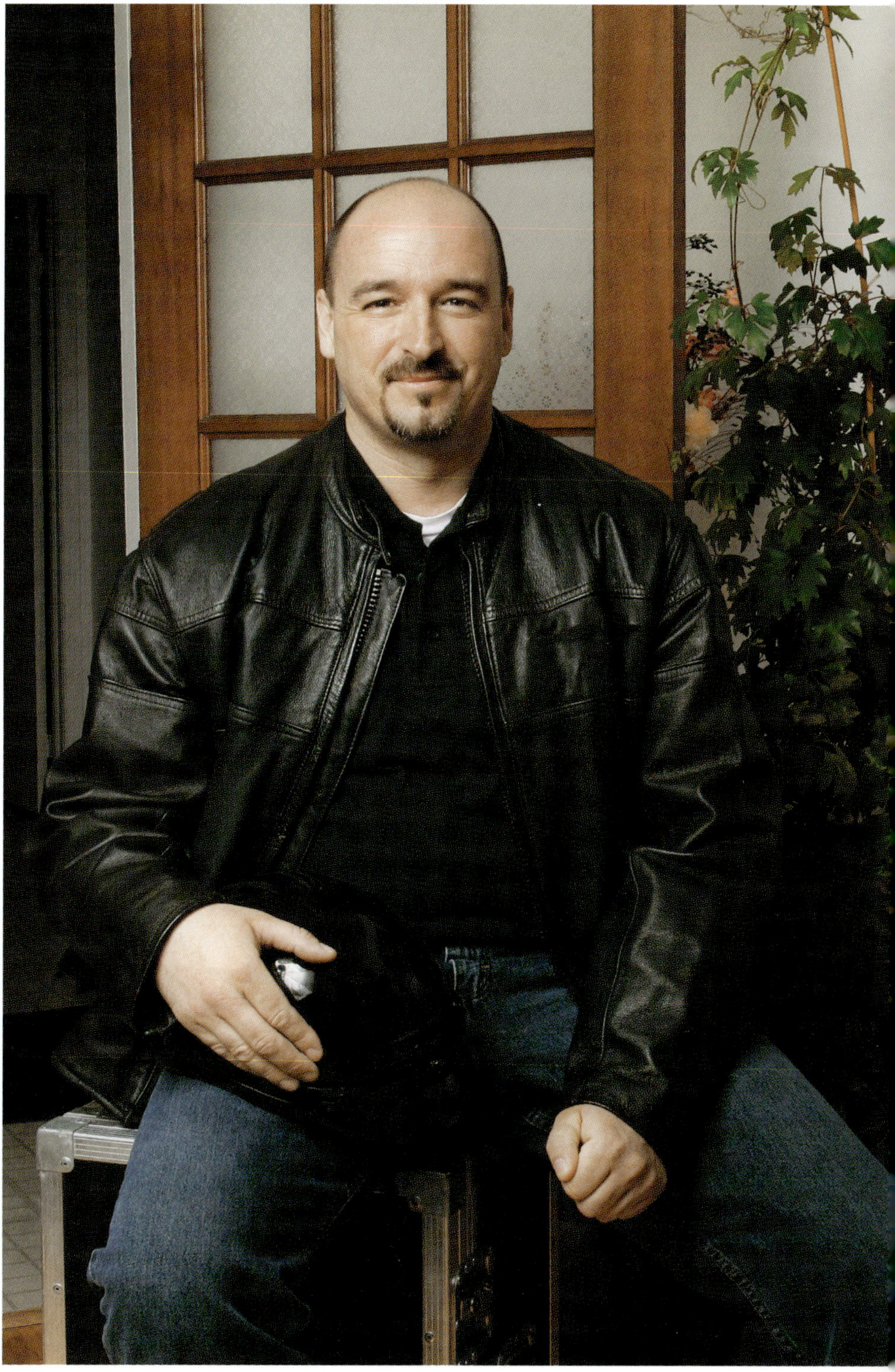

camionnette. Ils n'ont eu aucune chance.

Qu'est-ce que vous avez fait à ce moment?

En me retournant, j'ai vu une boule de feu d'environ 40 pieds monter vers le ciel. Je suis descendu de ma moto et j'ai dit à Isabelle de rester sur place. J'ai couru en direction de l'incendie, vers mes quatre amis. Je redoutais le pire. En arrivant, j'en ai vu deux debout malgré leurs blessures, qui étaient sérieuses. Puis j'ai voulu trouver les deux autres. C'est à ce moment que j'ai vu l'épave de la voiture. Elle brûlait. Le carburant des motos s'était répandu sur la carrosserie. Le siège du conducteur était vide. À la place du passager, il y avait une femme, toujours consciente, âgée d'environ 25 ans. Elle ne pouvait pas sortir. Ses jambes étaient coincées sous le tableau de bord. Elle m'a regardé d'un air paniqué, sans rien dire. Je n'ai pas réfléchi, j'ai décidé de la sortir de là avant que la voiture ne brûle entièrement.

Comment?

La portière avant était impossible à ouvrir. J'ai donc essayé celle d'en arrière. Elle aussi était coincée, mais je suis parvenu à la plier et à l'ouvrir. La banquette arrière était pleine de matériel de camping. Une fois la banquette dégagée, j'ai rabattu de toutes mes forces vers l'arrière le dossier de son siège. Puis j'ai empoigné la dame sous les bras pour la sortir. Je sentais la chaleur du feu et j'entendais le bruit infernal des flammes qui faisaient exploser les pneus du véhicule. Quelqu'un m'a donné un coup de main pour transporter la femme à l'abri. Vingt secondes plus tard, la voiture explosait.

«Je n'essaie plus de comprendre pourquoi c'est arrivé»

Et vos amis, les avez-vous retrouvés?

Je les ai vus tous les deux. Ils formaient un couple dans la vie. Ils étaient morts. Un des survivants m'a expliqué que la voiture était apparue soudainement devant eux, comme si elle tombait du ciel. Ils n'ont pas pu l'éviter à temps. Là, j'ai commencé à péter les plombs. Je voulais trouver le conducteur du véhicule pour avoir une bonne explication avec lui. À ce moment, un policier de la GRC est arrivé. Il s'appelait Danny et parlait français. Il a trouvé les mots qu'il fallait pour me calmer.

Avez-vous revu la femme dont vous veniez de sauver la vie?
Je l'ai revue à l'hôpital le même jour. Elle s'est excusée pour l'accident. Je lui ai dit que je ne la blâmais pas, mais que j'aimerais bien voir le conducteur.

L'avez-vous rencontrée?
Jamais. Mais j'ai appris qu'il n'avait pas de permis de conduire et que la voiture qu'il conduisait n'était pas la sienne. J'ai aussi su qu'il avait perdu le contrôle en essayant de changer un CD dans le lecteur de l'auto. Il n'a même pas été condamné à la prison pour sa négligence.

Que s'est-il passé ensuite?
Des policiers de la GRC nous ont escortés, puis la communauté de Perth-Andover nous a pris en charge. Une religieuse, sœur Angeline, s'est occupée de nous, et un travailleur de la voirie nous a offert le gîte. Je n'ai que des bons mots pour les gens de cette localité. Puis nous sommes rentrés chez nous en moto. Ç'a été éprouvant, mais nous y sommes parvenus.

Qu'est-ce que cet accident a changé?
Aujourd'hui, je veux davantage profiter de la vie. Je suis également plus émotif. Je crois que le fait d'avoir été avec Isabelle au moment de l'accident m'a aidé. On en a beaucoup parlé. J'ai aussi consulté un thérapeute. Et puis, je tiens à remercier les gens de la compagnie de transport qui m'emploie pour leur compréhension. Ils m'ont laissé le temps de reprendre le travail à mon rythme. Je suis un gars d'asphalte et j'ai recommencé à conduire mon poids lourd peu de temps après. Je suis encore plus conscient des dangers de la route qu'avant. J'aurais pu mourir deux fois en cinq minutes et j'ai perdu deux amis ce matin-là. Par contre, je n'essaie plus de comprendre pourquoi c'est arrivé. Je dois accepter.

«Le policier a trouvé les bons mots pour me calmer»

Serge Bachand a reçu la Médaille de bravoure du Canada de la gouverneure générale, à l'été 2004. ■

Samuel Burnham

CAUCHEMAR SUR L'AUTOROUTE 117

Le 3 octobre 2003, Samuel Burnham est en route vers l'Abitibi quand, vers 2 h de la nuit, un jeune automobiliste frappe violemment sa camionnette. Par miracle, il ne subit aucune blessure. Mais son passager et ami, Gaétan Dion, est inconscient et prisonnier d'un amas de ferraille brûlant... Récit d'un sauvetage in extremis.

Monsieur Burnham, expliquez-nous comment est arrivé l'accident.

Mes amis et moi avons quitté Magog cette journée-là pour nous rendre en Abitibi. Nous allions à la chasse. Nous étions deux hommes par véhicule et nous avions trois camionnettes. Je conduisais la première, devant celles de mes camarades. À un certain moment, il devait être 2 h de la nuit, près de l'Annonciation, je me suis senti fatigué. J'ai donc stoppé mon véhicule afin que le conducteur de la camionnette derrière la mienne puisse prendre la relève. Quelques minutes plus tard, un automobiliste nous heurtait de plein fouet. Le jeune homme qui conduisait avait vraisemblablement perdu le contrôle de son véhicule à cause de la glace noire. À l'automne, dans le Nord, le mercure descend assez rapidement pendant la nuit.

Que s'est-il passé par la suite?

Au moment de l'impact, mon sac gonflable s'est ouvert. Il y avait plein de poussière partout, un genre de poudre blanche. Je ne voyais rien. Par contre, je n'étais pas blessé. Puis, j'ai regardé du côté pas-

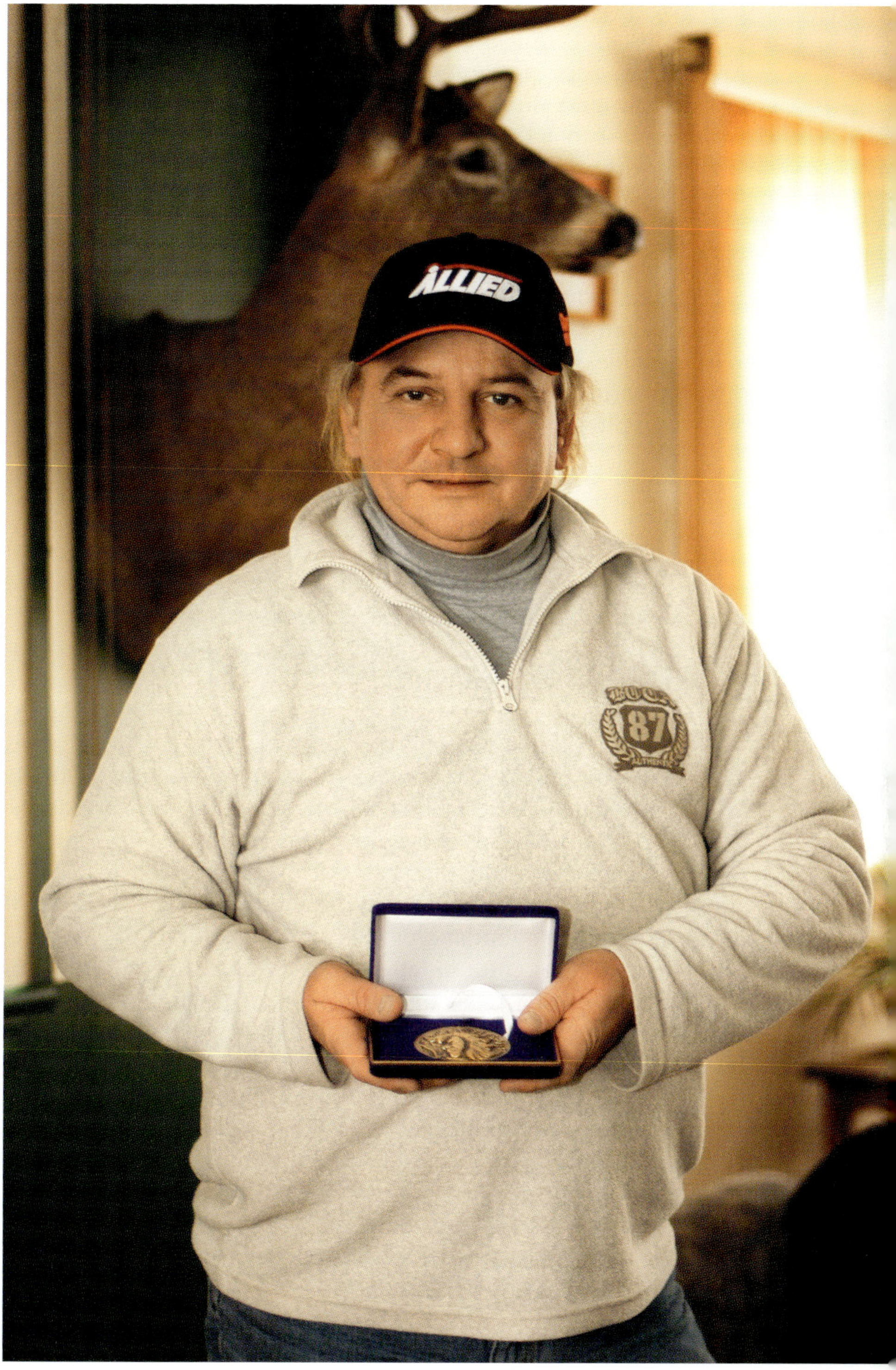
ALLIED
87

sager. Mon copain était inconscient. Au même moment, des flammes sont apparues à une vitesse folle sous le capot. J'étais incapable de sortir par ma portière, qui était complètement démolie. J'ai dû aller derrière, en passant par la vitre de la camionnette, pour venir en aide à Gaétan. C'était la seule issue possible. Mais, une fois devant sa portière, je n'arrivais pas non plus à l'ouvrir. J'ai donc dû repasser par la vitre de derrière. Cette fois, Gaétan était à demi conscient. Je l'ai traîné jusqu'à l'arrière du véhicule pour ensuite le sortir par la vitre. Puis, la camionnette qui nous suivait est enfin arrivée. Mes deux autres copains m'ont donné un coup de main pour que nous puissions installer Gaétan dans leur véhicule en attendant les secouristes. La camionnette a brûlé en l'espace de cinq minutes. Nous étions sortis juste à temps.

«Je ne voulais pas que Gaétan meure brûlé»

Qu'aviez-vous en tête quand l'accident est survenu?

Sur le coup, tout se passe très vite. Tu sais juste que ta vie est en danger et que tu dois réagir. C'est l'adrénaline qui te pousse à te surpasser. Il fallait que je sorte de là, c'est tout! Par contre, quand j'ai aperçu mon ami, inconscient, la tête penchée entre les deux jambes, j'ai eu peur.Je pensais qu'il était mort. Puis, le feu est apparu. Je ne voulais pas que mon ami Gaétan, un gaillard de 55 ans, meure brûlé dans ce véhicule.

Comment s'est déroulée votre arrivée à l'hôpital?

Gaétan et moi avons été transportés à l'hôpital de Sainte-Agathe. On ne craignait pas pour nos vies. Toutefois, mon ami y a séjourné pendant trois jours. Après, il a dû faire plusieurs mois de physiothérapie pour se remettre de ses blessures. Quant à moi, j'ai passé des tests, car je faisais de la haute pression. J'avais également le thorax bleu à cause de la ceinture de sécurité qui m'avait retenu. Au bout de quelques heures, je recevais mon congé de l'hôpital. Toutefois, une semaine plus tard, j'apprenais que mon poignet était cassé, mais je ne m'en étais pas rendu compte.

Quelles ont été les répercussions d'un tel accident sur votre vie?

Pendant plusieurs semaines,

quand je conduisais et que je voyais les phares des autres véhicules s'approcher, je revivais la scène. Et durant mon sommeil, je me réveillais en sueur. Encore aujourd'hui, je vous en parle et je me sens fébrile. La scène de l'accident, je la revois, et c'est comme ça chaque fois que j'y fais allusion.

Comment les gens ont-ils salué votre courage?
Mon oncle et ma sœur ont tous deux suggéré mon nom pour que je reçoive la Médaille de bravoure du gouvernement du Canada. Je l'ai reçue en mai 2005. Mon ami Gaétan m'a également remercié à maintes reprises. Il réalise que si je n'avais pas été sur place pour le sauver, il serait mort brûlé. Sa conjointe est aussi très reconnaissante à mon égard. ■

La camionnette de Samuel Burnham, qui a brûlé en l'espace de 5 minutes.

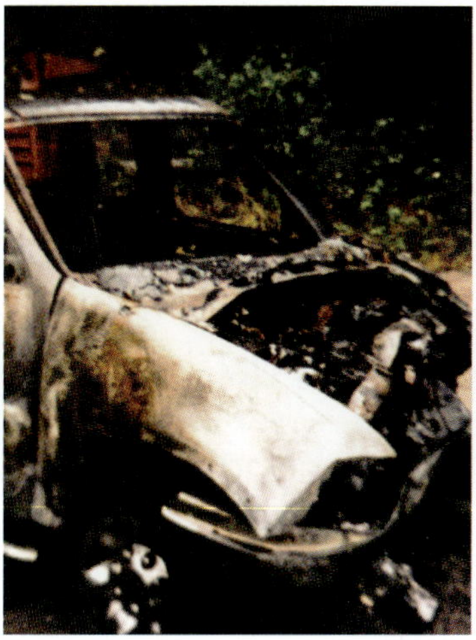

Éric Prescott et Éric St-Jacques

VOIR SON PÈRE MOURIR SOUS SES YEUX

Le 31 janvier 2006, vers 22 h, sur la route 309, à Notre-Dame-de-la-Salette, près de la ville de Pontiac, un père et sa fille ont un grave accident de voiture. Deux bons Samaritains encouragent l'adolescente à tenir le coup en lui faisant croire que son père est toujours en vie.

La collision est telle qu'elle produit un bruit énorme, ce qui incite Éric Prescott, un jeune père de famille de 34 ans, à sortir de son domicile pour savoir ce qui se passe à l'extérieur. En se précipitant sur les lieux, l'homme se rend compte rapidement que le conducteur de la voiture ainsi que sa passagère sont dans un état critique. C'est alors qu'Éric St-Jacques, un voisin âgé de 23 ans, arrive à la rescousse.

Messieurs, comment saviez-vous qu'il s'agissait d'un accident de la route?

Éric Prescott: Le bruit a été si ahurissant qu'on aurait dit un petit tremblement de terre. Je suis donc descendu au sous-sol pour voir ce qui s'y passait. Je n'ai rien vu d'anormal. Puis, j'ai cru qu'un de mes enfants était tombé du lit. Encore là, ce n'était pas le cas. À l'instant même où j'enfilais mes bottes avant de sortir, quelqu'un cognait à ma porte. J'ai ouvert et un inconnu m'a dit: «Je crois que la voiture qui roulait devant moi a frappé un orignal.» Je suis sorti et j'ai vu une auto qui était complètement tombée dans un fossé d'au moins 10 pieds de profondeur.

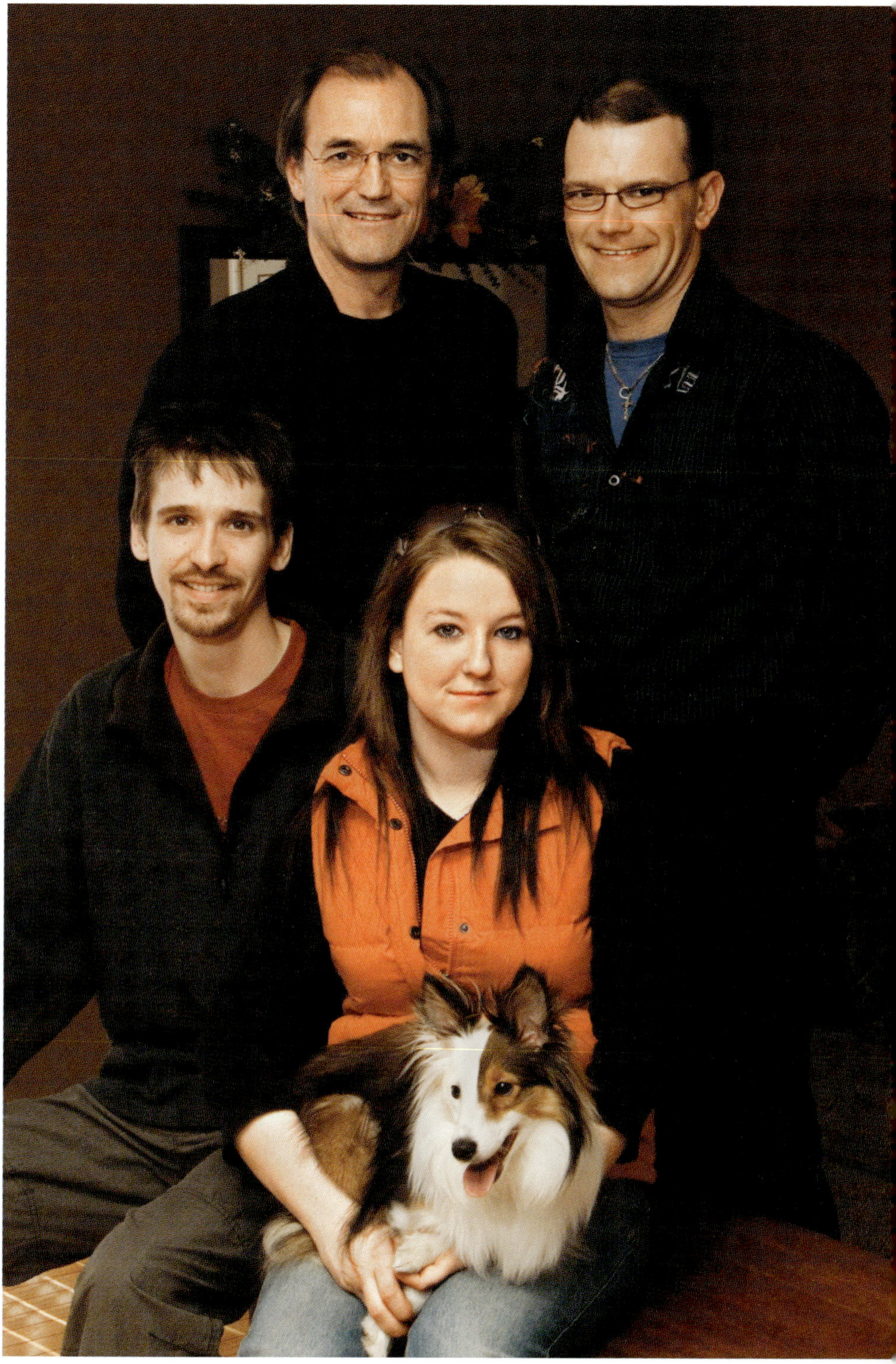

Quand j'ai vu l'état de la voiture, j'ai su que ce n'était pas un animal qui avait provoqué l'accident.

Éric St-Jacques: J'ai d'abord pensé à une chute de neige provenant de ma galerie. Je suis sorti et j'ai vu la tête d'Éric, mon voisin, dans le fossé. Je suis allé le rejoindre en sautant à mon tour dans le fossé et en prenant soin d'apporter des couvertures sur les lieux de l'accident. conducteur puisqu'il ne manifestait aucun signe de vie. J'ai donc concentré mes efforts sur la jeune femme en m'accroupissant devant elle. La pointe de son épaule était rendue dans son dos. J'ai alors commencé à lui parler.

Est-ce que la jeune fille de 17 ans savait que son père était décédé?

É.P.: Elle croyait qu'il était vivant. Mais elle paniquait

«J'ai tenu à rester auprès de Jessica jusqu'à la fin» – Éric Prescott

Qu'avez-vous vu exactement?

É.S.: J'ai vu que la moitié du corps du conducteur était sortie et penchée vers la gauche. Je suis devenu blême. Je savais qu'il était mort. Je voyais aussi qu'Éric parlait à une adolescente, Jessica. Je me suis mis à parler au père de la jeune fille, afin qu'elle garde espoir pour lui.

É.P.: En arrivant sur les lieux, j'ai arraché la portière du côté de Jessica, qui était à moitié consciente. J'ai vérifié son pouls. Il était stable. Elle m'a donné la main pour mieux s'asseoir. Elle tirait aussi sur la main de son père. Je lui ai demandé de la lâcher, surtout lorsque j'ai vu la figure de l'homme. Je venais de comprendre pourquoi Éric était blanc comme un drap. J'avais du chagrin. J'ai compris qu'il n'y avait plus d'espoir pour le vraiment. J'ai dit à Jessica et à Éric que nous devions crier pour le réveiller, surtout pour qu'elle arrête de le bouger. Elle voulait qu'on s'occupe davantage de son père, pas d'elle. Je lui ai dit: «Écoute-moi, touche-le avec tes paroles.» Elle a fait ce que je lui ai demandé en criant à son père: «Je t'aime, je ne veux pas que tu meures!»

É.S.: Moi, je lui criais: «Reste avec nous, tu as une belle grande fille!»

Qu'est-il arrivé à l'autre conductrice?

É.P.: Elle était blessée. C'est ma femme qui s'en est occupée, avant l'arrivée des secouristes.

Qu'avez-vous fait quand les ambulanciers sont arrivés?

É.S.: À vrai dire, j'ai paniqué.

Quand les pompiers sont arrivés, la génératrice ne fonctionnait pas. Quand j'ai vu la civière arriver, je me suis éloigné.
É.P.: J'ai tenu à rester auprès de Jessica jusqu'à la fin, c'est-à-dire jusqu'à son départ pour l'hôpital. Par contre, à un moment donné, j'ai dû lâcher sa main pour aider une tierce personne à la brancher sur oxygène. Pendant ce court laps de temps, c'est un pompier qui lui serrait la main.

«Pour moi, cette fille est une vraie miraculée» – Éric St-Jacques

Avez-vous revu la jeune fille plus tard?
É.P.: Oui, nous l'avons revue au salon funéraire. Jessica est très courageuse, car elle était sérieusement blessée. Encore aujourd'hui, elle suit des traitements de physiothérapie.
É.S.: Quand j'ai revu Jessica, j'ai eu peine à croire qu'elle pouvait se tenir debout. Pour moi, cette fille est une vraie miraculée, c'est sûr!

Avez-vous eu certains problèmes à la suite de cet accident?
É.S.: J'ai éprouvé pendant un certain temps des difficultés à dormir. Mais, après les funérailles, mes pensées à propos de cet accident ont commencé à s'estomper. Cependant, je réalise aujourd'hui à quel point la vie est importante. J'ai moi-même failli mourir il y a quelques mois. J'ai des enfants, et ça me donne la force de continuer.
É.P.: J'ai eu quelques moments de panique, je l'avoue. Je voyais le visage du conducteur un peu partout. Je revoyais aussi la voiture. Ce sont des images troublantes lorsqu'elles nous reviennent à l'esprit. Je crois sincèrement que cette expérience m'a permis d'apprécier ce que je possède. La vie continue malgré tout. Une chose est certaine, nos destinées devaient se croiser. ■

David Bonenfant

LA BRAVOURE D'UN ENFANT DE 13 ANS

En 1998, David Bonenfant assiste, impuissant, à une violente collision entre une ambulance et une autopatrouille. Pour le gamin de 13 ans, la scène paraît sortir tout droit d'un film. Mais malgré son jeune âge, David n'hésite pas à porter secours aux victimes. Une expérience qui a changé sa vie.

David, pouvez-vous nous raconter l'événement qui a marqué l'année de vos 13 ans?
Au cours d'une balade en voiture, à Repentigny, avec mon père, j'ai assisté à l'accident le plus spectaculaire que l'on puisse imaginer. Nous étions à une intersection de la rue Iberville, et une ambulance filait à plein régime, sirènes allumées, obligeant mon père à lui céder le passage. Au même moment, une voiture de police fonçait à vive allure vers la même intersection. À notre grand désarroi, il semblait que les deux véhicules n'avaient pas l'intention de s'arrêter… La collision était imminente, et nous étions totalement impuissants à la prévenir. C'était à la fois terrifiant et fascinant. Je me disais que le son des sirènes augmentait le risque d'accident, car les deux voitures ignoraient chacune la présence de l'autre. Nous avons donc compris rapidement que le choc était inévitable. La puissance de l'impact a donc été énorme. L'ambulance a été projetée plus haut qu'un lampadaire. Le véhicule est retombé lourdement sur son toit, et du même coup ses vitres se sont fracassées.

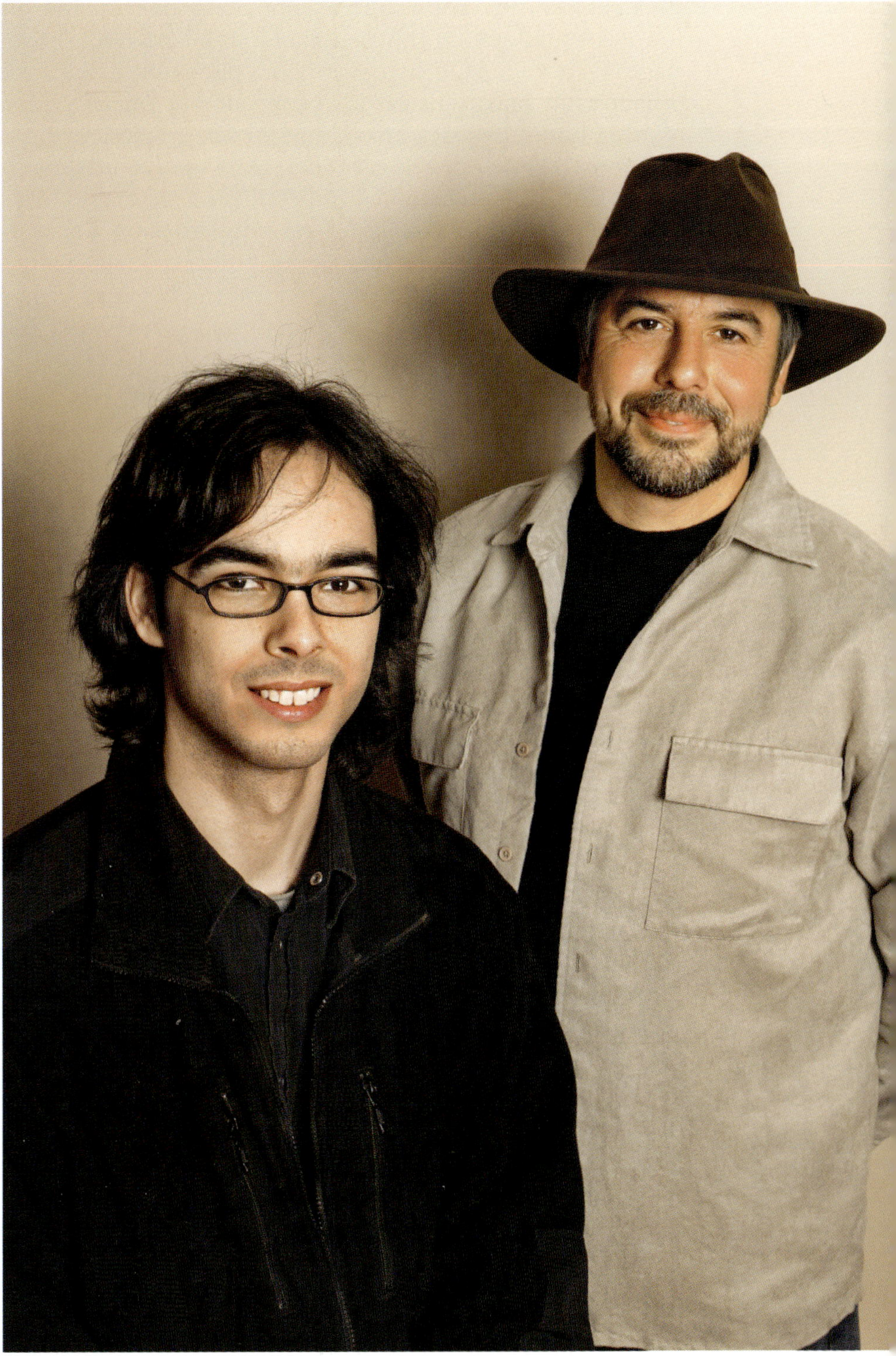

très coordonnés, comme si on avait pratiqué ce sauvetage à l'avance. On a pris chacun un bras, puis on a extirpé l'homme assez rapidement de son siège, car le véhicule était en flammes. C'était une question de secondes avant que le feu nous atteigne tous. Pas plus de 10 secondes après notre sortie, le véhicule brûlait comme un brasier. Ce jeune homme l'a échappé belle!

s'asphyxie. Après, quand on était tous à l'extérieur du véhicule, disons que j'avais aussi peur pour moi. J'appréhendais une troisième explosion.

L.: Dans le véhicule, ce n'était plus respirable. À la seconde explosion, j'ai senti une poussée d'adrénaline m'envahir. On a sorti le passager comme une vraie poche de patates. Car si on ne l'enlevait pas de son siège à cet instant, on savait qu'on ne pourrait plus rien faire pour lui. C'est le seul temps dont nous disposions pour le faire. Quelques secondes de plus et il brûlait vif.

«Ç'aurait été le même sentiment que de perdre un enfant» – Alain

Quelle a été votre réaction quand vous avez aperçu la fumée s'échapper du capot?

A.: Au début, je ne savais pas si on pouvait déplacer Sébastien, le conducteur, de son siège. Il aurait pu avoir une sérieuse blessure au dos... Mais quand la fumée est apparue, je me suis dit: «On opère! On s'en fout de son état, il faut le sortir, c'est tout!»

L.: J'ai eu à peu près la même réflexion: «Faut qu'il sorte! Si on ne le sort pas, il va mourir!»

Le conducteur s'est-il réveillé?

L.: Il s'est à peine réveillé. Nous l'avions étendu sur le gazon. Il nous a lancé, à un moment donné: «Qu'est-ce qui se passe? Lâchez-moi!» J'ai répondu: «Couche-toi, tu viens d'avoir un accident!» Puis il s'est laissé aller.

Quand avez-vous eu vraiment peur pour votre vie?

A.: La peur m'a vraiment gagné à la deuxième explosion, parce que les flammes nous ont surpris. Lorsque la fumée envahissait le véhicule, je m'en faisais davantage pour Sébastien. Je craignais qu'il

Comment percevez-vous ce sauvetage?

A.: L'histoire de Sébastien, c'est en quelque sorte notre histoire à nous. Sébastien, lui, étant inconscient, n'a rien vu de ce qui se passait. Plus tard, quand j'ai rencontré son père, j'ai vraiment perçu que j'avais rendu une famille heureuse. J'étais très fier de mon geste.

L.: La plus grande des récompenses, c'est que Sébastien soit en vie. Ce petit gars-là a été très chanceux. Il en est sorti indemne, sans aucune blessure importante. Si c'était arrivé à mon garçon, j'aurais apprécié que l'on en fasse autant pour lui. Il a le même âge que Sébastien, et je venais moi aussi de lui acheter sa première voiture… Bref, je me suis souvent demandé ce que je ferais si je devais un jour secourir une personne en danger de mort. Je sais maintenant que je n'hésiterais pas à lui apporter mon soutien, parce que c'est ce que j'ai fait.

Et si vous n'aviez pas pu l'extirper de la voiture, comment auriez-vous réagi?

A.: Sincèrement, je pense que ç'aurait été un sentiment similaire à celui de perdre un enfant. Je crois que j'aurais été traumatisé pendant longtemps.

L.: Je ne sais pas… On ne peut pas savoir. Mais je crois que j'aurais sauté un plomb. Dans tous les cas, j'aurais eu de la difficulté à m'en remettre.

Quelle leçon avez-vous tirée de cette expérience?

A: Qu'on n'est jamais assez prudent! Ça me frustre quand j'aperçois certains automobilistes conduire dangereusement. Ils ne sont vraiment pas conscients des dangers qui les guettent. On ne peut pas dire que ça n'arrive qu'aux autres, parce que l'autre, ça peut être vous!

L.: Je roule moins vite depuis cette histoire. Je suis plus craintif, c'est certain. Ma femme me dit souvent que je conduis comme un petit pépère… *(Rires)* ■

«Quelques secondes de plus et il brûlait vif» – Louis

Michel Basque

ARRACHER UN HOMME À UNE BOMBE ROULANTE

Cinquante mille litres de gaz propane hautement explosif et un conducteur prisonnier de sa cabine... Sans l'intervention d'un policier, le destin du chauffeur était scellé. Michel Basque a fait honneur à la devise de la Sûreté du Québec: service, intégrité, justice.

Le soir du 29 octobre 2004, à Radisson, Michel Basque, un lieutenant expérimenté de la Sûreté du Québec, est appelé à intervenir d'urgence sur les lieux d'un grave accident routier, à 500 kilomètres de l'endroit où il se trouve. À tout moment, un camion citerne, chargé de propane, risque d'exploser et de tuer du même coup son conducteur, Luke Verhaegen. Le policier n'a pas une minute à perdre. En compagnie de deux pompiers volontaires, il part à la rescousse du camionneur, sachant très bien que sa décision peut coûter la vie à tous les gens sur place, y compris lui.

Monsieur Basque, comment cet accident est-il survenu?
L'essieu arrière du camion-citerne s'est brisé, et le conducteur a perdu le contrôle du véhicule, qui transportait près de 50 000 litres de propane. Le gaz fuyait, et on pouvait s'attendre à ce qu'il explose. Quant au camionneur, Luke Verhaegen, il était coincé à l'intérieur de sa cabine, le corps à l'envers, la tête prise dans un étau, entre le volant et le tableau de bord, et les jambes directement écrasées contre lui. Le pauvre gars est resté pendant

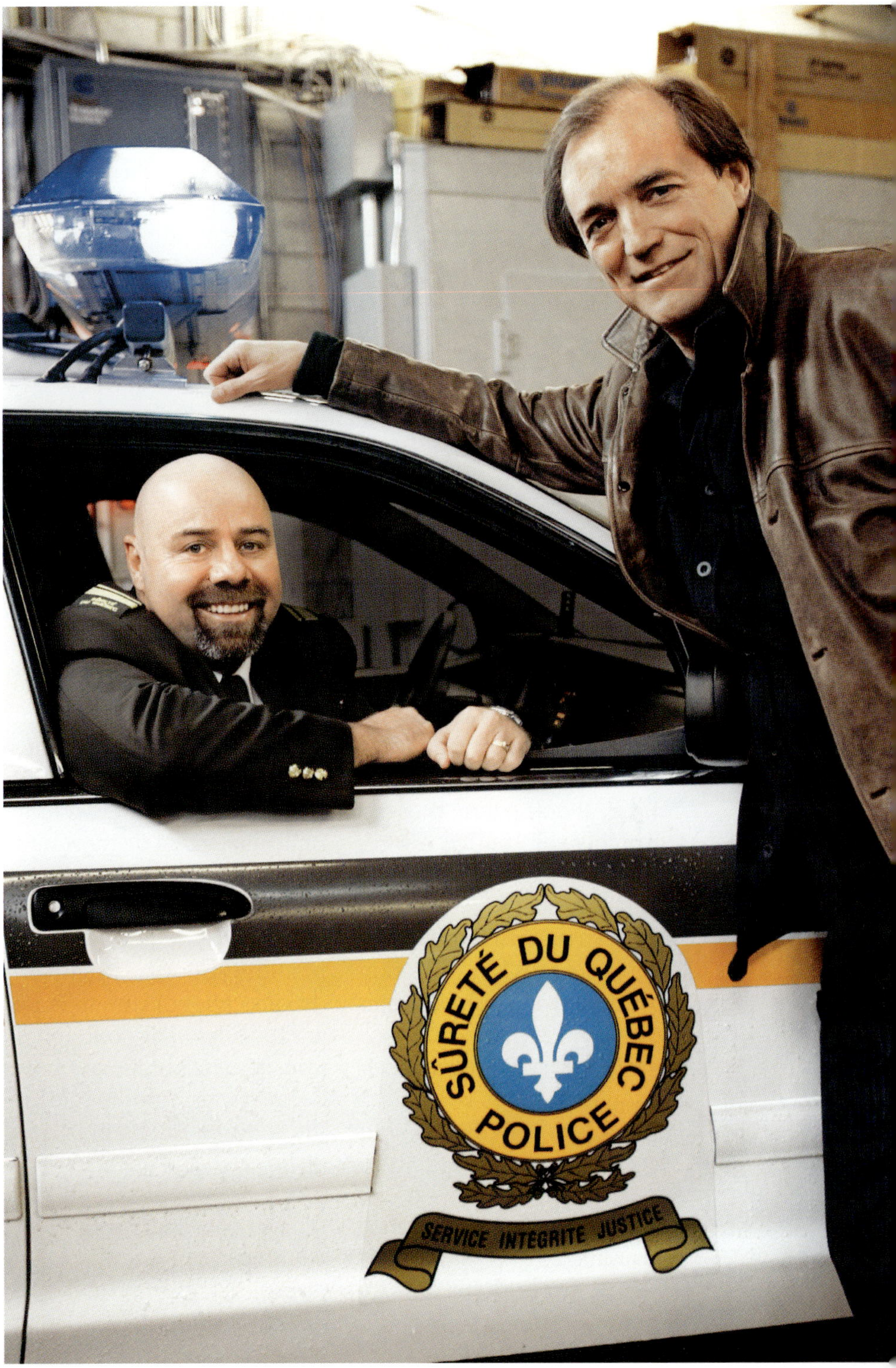
SÛRETÉ DU QUÉBEC
POLICE
SERVICE INTEGRITE JUSTICE

13 heures dans cette position critique, ayant peine à respirer! Seul son bras gauche pendait dans le vide.

Comment êtes-vous arrivé sur les lieux?

Ce soir-là, on fêtait le 25e anniversaire des installations hydroélectriques de la Baie-James, à Radisson. Vers 19 h, pendant le repas, un collègue m'a dit qu'un grave accident venait de se produire au fin fond de la Baie-James, sur une route de gravier. Étant donné que je connaissais bien Daniel Rivard, le directeur régional d'Hydro-Québec, qui était sur place avec nous, j'ai pu profiter de son avion nolisé pour me rendre, accompagné de deux pompiers volontaires, auprès du camionneur accidenté. On n'aurait jamais pu sauver Luke sans cet avion mis à notre disposition et sans l'intervention risquée des pompiers Denis Jutras et Frédérick Gravel. Ils sont de véritables héros puisqu'ils n'ont pas hésité à mettre leur vie en danger pour secourir Luke.

Comment s'est déroulé le sauvetage?

Une fois sur les lieux de l'accident, en compagnie des deux pompiers et habillé comme un véritable astronaute, pour ne pas que mes vêtements produisent d'étincelles à cause de l'électricité statique, j'ai pu avoir une idée exacte de la situation. Aussitôt, j'ai érigé un poste de commande, à environ 160 mètres du camion afin de mieux diriger les opérations, et pour sortir le gars de la cabine où il était emprisonné.

> «Il fallait absolument tout tenter pour le sauver»

Pourquoi avoir pris la décision de sauver Luke? N'étiez-vous pas tous en danger de mort à cause du propane?

Dans ma tête à moi, il fallait absolument tout tenter pour le sauver. Il n'était pas question que je le laisse mourir. Évidemment, je devais obtenir l'autorisation de mon supérieur. Au téléphone, quand je lui ai expliqué la situation, Charles Martel, mon patron, m'a dit: «Écoute, le sauveur de vies, agis comme tu le fais d'habitude!» J'ai donc fait ce que je pensais devoir faire. Selon ma philosophie de vie, les choses arrivent parce qu'elles doivent arriver.

Qu'avez-vous fait alors?

À un moment donné, un des pompiers est venu me voir et m'a dit: «Écoute, Michel, arrête tout! Le gars est mort…»

J'ai rétorqué: «Je veux que tu retournes au camion. Crie, hurle, fais ce que tu peux, mais reviens avec la preuve qu'il est vraiment mort.» En revenant, ce pompier m'a dit que le routier était en vie mais que c'était une question de minutes avant qu'il trépasse. J'ai demandé à Denis Jutras, le chef pompier, si on devait agir tout de suite et quels étaient les risques que ça explose. Il m'a répondu: «Les risques sont de 60 %.» Puis j'ai répliqué: «On y va, sinon il sera trop tard.» Il fallait d'abord enlever, avec un câble d'acier spécial, la citerne qui se trouvait au-dessus de la cabine du conducteur. Puis les pompiers ont réussi à empoigner le conducteur par le col et à l'extirper de la cabine.

«Dans ma tête, il n'était pas question de laisser mourir le chauffeur»

Qu'est-il advenu du camion-citerne?

Une équipe de spécialistes en propane l'a fait brûler. Personne ne désirait le voir exploser. La route a été barrée des deux côtés, sur deux kilomètres de distance, pendant au moins quatre jours, le temps de permettre au brasier de s'éteindre et au gaz de s'évaporer complètement dans l'atmosphère.

Pourquoi vous surnomme-t-on le «sauveur de vies»?

Le territoire de la Baie-James est infiniment grand, et beaucoup de gens se perdent en forêt ou se noient parce qu'ils n'ont pas conscience du danger. À plusieurs reprises, grâce à certaines interventions rapides que j'ai effectuées et qui se sont révélées salutaires, des gens ont eu la vie sauve. Mon patron m'a donc donné ce surnom. Au fil des ans, lui et moi avons développé une incroyable complicité.

Êtes-vous demeuré en contact avec Luke?

Après cet événement, je suis resté en contact avec lui par téléphone. Il me répétait souvent que j'avais sauvé sa famille. Il pleurait souvent lorsqu'il me parlait. Puis, après un mois, nous avons convenu qu'on se rencontrerait lorsque j'irais un jour à Brampton, en Ontario. ■

4. Les incendies

Normand Hélie

QUAND LE CŒUR DU VILLAGE EXPLOSE

Un mort, six blessés, sept bâtiments détruits, des dizaines de résidants évacués... L'incendie tragique de Pointe-du-Lac demeure gravé dans les mémoires. «On était comme en temps de guerre», résume Normand Hélie, le chef des pompiers locaux. Retour au front.

Vingt et un des pompiers locaux qui sont intervenus pour lutter contre l'incendie du 14 janvier 2005 à Pointe-du-Lac ont reçu la médaille de l'Assemblée nationale du Québec, qui a tenu à saluer leur courage. À leur tête se trouvait Normand Hélie, qui a gardé son sang-froid afin de trouver la meilleure stratégie pour évacuer la population en péril. Il a d'abord tenté de sauver les vies, puis il a pris les mesures pour éviter que le drame ne se transforme en véritable tragédie nationale. Rencontre avec un authentique héros, qui a le sens du devoir.

Pouvez-vous nous dépeindre l'incendie de Pointe-du-Lac?
Cette nuit-là, vers 2 h 30, nous avons reçu un appel nous informant d'un incendie au restaurant Le Grand Constant, dans le rang Saint-Charles du quartier Pointe-du-Lac. Immédiatement, nous avons dépêché trois véhicules d'intervention. Dès mon arrivée sur les lieux, j'ai demandé l'aide d'une autre équipe. Un mur complètement enflammé et un sifflement indiquaient la présence d'un accélérant, soit le gaz naturel. Jusqu'à cet instant, j'ai cru qu'il s'agissait d'un incendie ordinaire. Vers

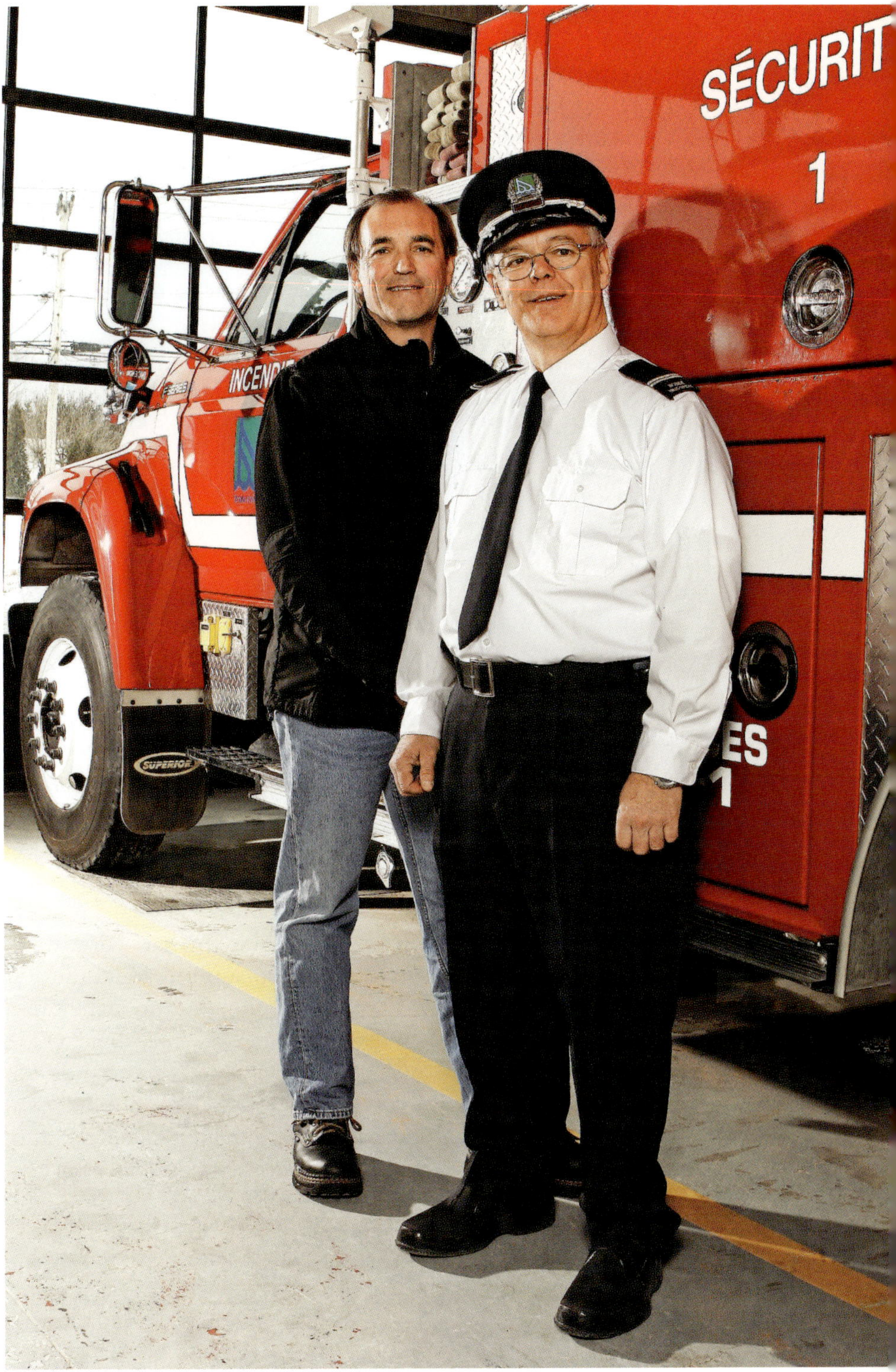
SÉCURIT
1
INCENDI
ES
1
SUPERIOR

2 h 50, nous avons donc commencé à combattre le feu pendant que les équipes d'Hydro-Québec et de Gaz Métro arrivaient en renfort. À 3 h 20, j'ai reçu un appel de la centrale m'avisant qu'il y avait des odeurs de gaz sur la rue Notre-Dame Ouest. J'étais loin de me douter de la catastrophe qui se préparait. Le temps de recruter trois pompiers, une première explosion a frappé avec une force inimaginable. Une immense boule de feu, semblable à un champignon géant, emplissait le ciel. C'est ce qui m'a fait réaliser la gravité de l'événement. Son intensité était comparable à celle d'un bombardement. En 35 ans, je n'avais jamais vu ça.

«À 4 h du matin, je me suis assis et j'ai pleuré»

Qu'avez-vous fait?

En 45 secondes, j'étais sur les lieux d'un véritable cauchemar. Le feu ravageait les deux côtés de la rue, s'échappant même des fissures du trottoir. Des maisons explosaient. Je garde en mémoire l'image d'un pompier qui, sortant d'une maison, a été littéralement catapulté à l'avant par la force de l'explosion. Des corps brûlés se trouvaient sur le sol. Certains étaient projetés dans la neige, d'autres sur les balcons des maisons. Comme la fuite de gaz était souterraine, le pire était à craindre. Il fallait creuser avec des pelles mécaniques pour boucher les tuyaux. L'urgence de la situation m'obligeait à participer au sauvetage des citoyens avant de penser à combattre le feu. Nous entrions dans les maisons pour évacuer des gens terrorisés. Ils étaient tellement abasourdis qu'ils ne mesuraient pas l'ampleur du danger. Certains étaient terrés dans leur résidence, qui risquait d'exploser à tout moment. D'autres dormaient. Nous avons donc accordé la priorité à l'évacuation plutôt qu'à l'extinction de l'incendie.

Saviez-vous comment combattre ce genre d'incendie?

Il y a bien une procédure à suivre lorsqu'un incendie est alimenté par un accélérant comme le gaz, mais là, je n'avais jamais rien vu de tel. En tant qu'officier commandant, il m'appartenait de prendre les décisions et d'assurer la sécurité de mon équipe. J'ai analysé froidement le problème de la fuite du gaz. Je me questionnais sur mes devoirs. Réfléchissant à 200 km/h, j'ai réalisé que les maisons explosaient parce que le gaz était pressurisé dans les habitations. J'ai alors ordonné aux pompiers de casser les vitres de toutes les maisons. Le simple fait d'approcher les bâtiments présentait un risque important pour eux. Ils ont été formidables. J'ai également dû coordonner les services des ambulanciers, nommer un chef et un trieur, m'assurer que les hôpitaux allaient pouvoir accueillir les blessés, puis réclamer des ambulances provenant d'autres régions et l'aide de pompiers supplémentaires. Au total, nous étions 122 pompiers, ce qui inclut l'équipe complète de Trois-Rivières et des municipalités de Yamachiche et de Saint-Étienne-des-Grès. On a pu couper l'alimentation en gaz à 6 h du matin.

Quelles ont été vos émotions?

L'adrénaline m'a permis de tenir le coup jusqu'à l'arrivé de mon supérieur, Michel Parent, qui a pris le commandement. À 4 h du matin, je me suis assis et j'ai pleuré. Je me suis enfin autorisé à me libérer de toute cette tension, de cette responsabilité qui avait pesé sur mes épaules. Je ressentais une fatigue extrême, qui me donnait l'impression d'avoir travaillé 10 journées en ligne.

L'enquête a-t-elle permis d'expliquer cette fuite de gaz?

Un fil électrique dans lequel passait du courant à haute tension s'est brisé à cause de la pluie, ce qui a provoqué un court-circuit. Le fil coupé a touché un *road-box*, transmettant ainsi un courant dans la terre. Par malchance, cette boîte de rue était située à côté d'un tuyau de gaz en plastique de Gaz Métro. Ce tuyau étant entouré de fils métalliques; il a fondu sous l'effet de la chaleur et il a libéré le gaz dans le sol. Une expérience pour le moins traumatisante...

«Une immense boule de feu semblable à un champignon géant emplissait le ciel»

Comment les citoyens ont-ils réagi après l'événement?

La panique s'est installée, et c'est compréhensible. Le feu reprenait à certains endroits, et des égouts refoulaient. Nous recevions des appels de gens qui détectaient des odeurs de gaz. Par deux fois, une évacuation a été nécessaire: une fois à la pharmacie, et l'autre à l'école primaire, par une température de - 20 °C. J'ai passé 15 jours sur le site, en tant que coordonnateur. Je me suis fait un devoir de rassurer les citoyens. ■

Louis-Alexandre Bergeron

RISQUER SA VIE 5 FOIS EN 15 MINUTES

En juin 2001, Louis-Alexandre Bergeron n'a pas hésité à mettre sa vie en danger en faisant cinq allers-retours dans une résidence en flammes pour sauver la vie de 9 personnes. Récit d'une nuit mouvementée.

Le 19 juin 2001, Louis-Alexandre Bergeron a mis son courage à l'épreuve quand, en pleine nuit, une résidence pour personnes âgées a pris feu à Repentigny. Un an plus tard, il recevait des mains de Rémy Trudel, alors ministre, un certificat d'honneur soulignant son geste héroïque.

Louis-Alexandre, que s'est-il passé dans la nuit du 19 juin 2001?

Je travaillais de nuit. J'assurais la sécurité du pont Le Gardeur, qui était en construction. Comme à l'habitude, j'effectuais ma ronde. Soudainement, j'ai entendu une sonnerie, qui a vite attiré mon attention. À ma droite, je voyais des flammes. J'ai pensé que c'était un feu de joie que des jeunes avaient allumé, car j'en éteignais tous les deux jours. Puis, j'ai réalisé qu'il s'agissait d'une maison en feu. Aussitôt, j'ai appuyé sur un bouton de mon cellulaire programmé pour entrer directement en contact avec les policiers. Un homme m'a répondu. En même temps que je lui parlais, je me dirigeais vers la façade de la propriété. Après que je lui ai indiqué l'adresse exacte, le policier m'a de-

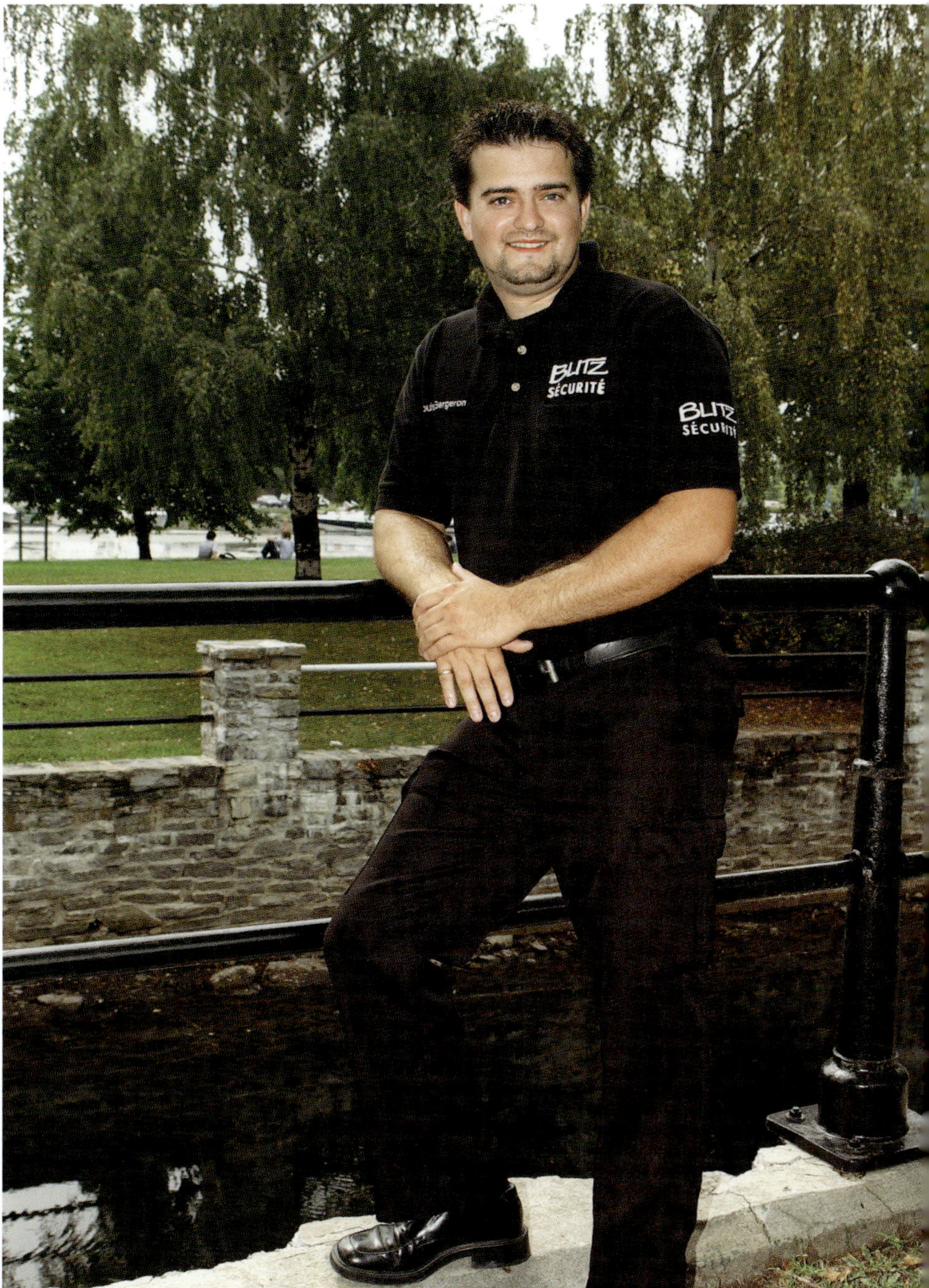
BLITZ
SÉCURITÉ

mandé si je voyais des gens à l'intérieur. Je lui ai répondu que j'allais vérifier.

Qu'avez-vous fait ensuite?

J'ai ouvert la porte avant, d'où sortait beaucoup de fumée. Mon cellulaire a aussitôt cessé de fonctionner. En pénétrant à l'intérieur, j'ai vu deux personnes âgées qui cherchaient la sortie. Le feu semblait avoir pris naissance dans la cuisine, des flammes en sortaient. Tout était sombre, je ne voyais pas grand-chose. Je suis ressorti avec ces deux personnes, puis je suis retourné dans la maison. Cette fois, j'ai aperçu au-dessus de ma tête un immense nuage de fumée. J'ai pris une bonne bouffée d'air en pensant que je ne m'intoxiquerais pas, mais je me suis étouffé net. J'ai dû ressortir. J'ai fait le tour de la propriété et j'ai découvert une autre porte. Des gens sortaient par là. Pour une troisième fois, j'ai pénétré dans le bâtiment. Cinq personnes s'étaient entassées les unes contre les autres. Elles ne semblaient pas réaliser la gravité de l'incendie. Je les ai donc faites sortir à tour de rôle. J'ai repris mon souffle et je suis entré dans la maison pour une quatrième fois. Il y avait deux personnes. J'en ai accompagné une vers la sortie. Enfin, pour une cinquième et dernière fois, je suis retourné à l'intérieur de la maison. Cette fois, la vieille dame tâtait les murs pour retrouver la sortie. Elle avait peur de moi. Je l'ai rassurée en lui disant que j'étais un agent de sécurité. Puis, une policière est arrivée derrière moi. Elle a agrippé la dame par le bras et l'a évacuée vite fait. J'ai refait une tournée au rez-de-chaussée pour m'assurer qu'il ne restait plus personne. Les policiers ont sorti une dernière personne, qui était alitée au deuxième étage. Une fois dehors, un policier m'a demandé si je me sentais bien. J'avais les yeux rouges, mais je suis quand même retourné au travail.

«Les victimes ne semblaient pas réaliser la gravité de l'incendie»

Quel impact votre geste a-t-il eu sur vous?

J'ai mis beaucoup de temps avant de réaliser que mon geste était héroïque. Dans mon esprit, tout le monde aurait fait la même chose. J'avoue, cependant, qu'une fois sorti du feu avec toutes ces personnes, j'ai pris conscience, en regardant la maison à moitié brûlée, à quel point j'avais mis ma vie en danger.

Dans quelles circonstances avez-vous revu ces personnes?
Quelques jours après l'événement, je suis retourné sur le site pour prendre des photos avec des journalistes. Pour toutes ces personnes âgées, j'étais un héros. Elles m'ont embrassé à tour de rôle.

Comment a réagi votre entourage?
Au petit matin, quand je suis retourné au domicile de mes parents, ma famille était déjà au courant de mon geste. Elle était fière de moi. Les journalistes téléphonaient sans arrêt pour me parler. Je les ai tous rencontrés. Quant à mes collègues de travail et à mes superviseurs, ils m'ont accueilli comme un héros. J'ai reçu, plus tard, une belle plaque honorifique ainsi que deux laminés affichant certaines coupures de journaux. Et, étant donné que j'avais déjà habité Saint-Lin, le député — qui n'acceptait pas que j'aie reçu le certificat d'honneur du civisme plutôt qu'une médaille qui mettait en relief le fait que j'avais mis ma vie en danger — m'a remis une médaille de l'Assemblée nationale. Une vraie grosse médaille en brass sur laquelle on peut lire que j'ai été un citoyen modèle. Une réception a même été organisée en mon honneur.

«Pour toutes ces personnes âgées, j'étais un héros»

Quelle mention le gouvernement vous a-t-il attribuée?
Un an après avoir sauvé ces gens des flammes, j'ai assisté, à Québec, en compagnie de plusieurs autres personnes, à une remise de certificats et de mentions de bravoure par Rémy Trudel. Seulement 5 personnes ont reçu la Médaille de bravoure — dont vous, Monsieur Piché! — et 10 autres se sont vu attribuer la mention d'honneur du civisme par le biais d'un certificat d'honneur. Je ne savais même pas que de telles mentions existaient. Je ressentais beaucoup d'émotions agréables. L'appréciation était, je crois, le sentiment qui m'habitait le plus. ■

Régis Lévesque

Prendre sa revanche sur le feu

Le 23 avril 2004, à Sainte-Marie-de-Beauce, une maison explose. Un homme est prisonnier au deuxième étage. En la secourant d'une mort certaine, Régis Lévesque, un voisin, a ainsi pu atténuer les douleurs du passé, lui qui avait perdu père et mère dans un incendie.

Monsieur Lévesque, quel événement vous a amené à sauver une vie?
Le 23 avril 2004, je travaillais dans mon garage, quand j'ai soudainement entendu la déflagration d'une explosion, qui était si forte qu'elle a fait éclater les fenêtres de mon garage. Un duplex voisin de mon garage venait d'exploser! En un coup d'œil, j'ai vu que la toiture et les balcons s'étaient écrasés sur le sol. Sans attendre, j'ai signalé le 9-1-1 tout en m'assurant que mes collègues n'étaient pas blessés.

Qu'avez-vous pensé à ce moment-là?
J'ai espéré que l'explosion n'avait pas fait de victimes. Et un sentiment d'inquiétude me tourmentait à propos de la femme qui occupait le logement d'en bas.

Expliquez-nous comment vous êtes intervenu.
J'ai repéré immédiatement cette femme. Elle était au fond de la cour, près de la corde à linge. Accroupie à quatre pattes, elle semblait ébranlée... Je m'en veux encore de ne pas avoir réalisé qu'elle était en état de choc.

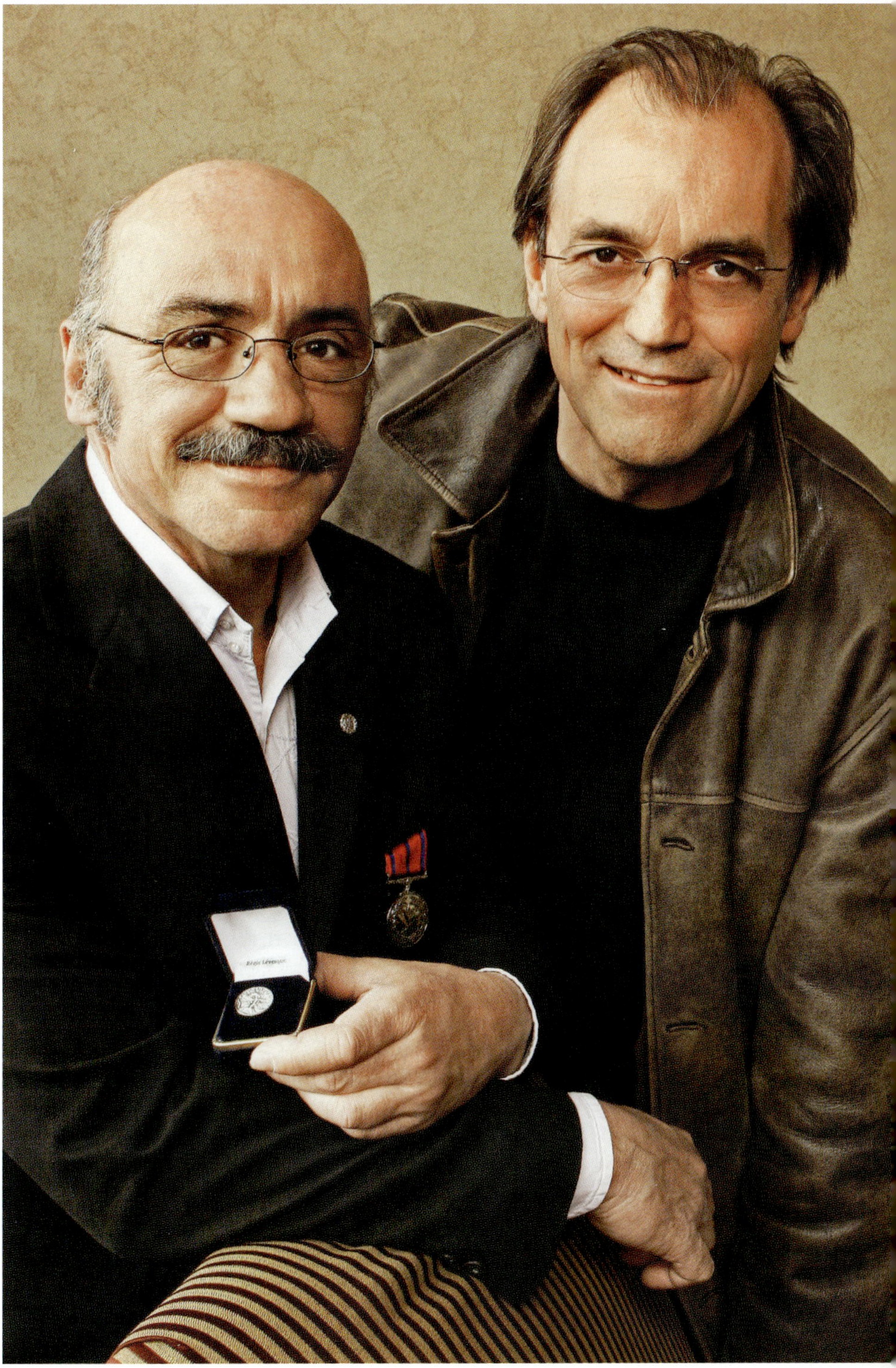

Pourquoi dites-vous cela?
Cette femme n'était pas en train d'étendre ses vêtements sur la corde à linge, comme je l'ai cru, mais elle avait été projetée plusieurs pieds dans les airs, depuis son balcon! Et moi, je ne cessais de lui répéter: «Y a-t-il quelqu'un d'autre dans l'immeuble?» La dame m'a dit que le locataire d'en haut était présent avant l'explosion.

«Je n'ai jamais reçu autant de reconnaissance»

Qu'avez-vous fait?
Jonché de débris, de ferrailles, de vitres et de portes, l'immeuble en flammes n'avait ni balcon ni escalier. Au deuxième étage, un homme en détresse s'apprêtait à sortir, pris de panique. Avec conviction, je lui ai ordonné de ne pas bouger car je voulais aller le chercher.

Vous ne doutiez pas que c'était possible?
Non. J'avais le pressentiment que j'étais capable de le sortir de là. Chaussé de mes bottes de travail, j'ai marché sur les débris. De façon quasi inexplicable, j'ai réussi à grimper directement au mur de briques.

Dans quel état était-il?
Il était sonné, et il fallait sortir de là rapidement, puisque le feu était hostile et que nous respirions la fumée. Je l'ai ramassé par la ceinture et, en le portant sur mon dos, j'ai refait le chemin inverse. J'ai donc descendu le mur de briques brûlant. Je n'ai pas eu peur une seconde et, bizarrement, je n'ai pas senti le poids de l'homme sur mes épaules. Je l'ai transporté à l'abri, dans mon garage, en attendant les secours.

Comment l'avez-vous rassuré?
Je lui parlais calmement. Tout en lui précisant que l'ambulance arrivait. Imaginez! Je voyais sa peau rouler, parce qu'il était sévèrement brûlé. Puis, en sortant à l'extérieur pour vérifier si les ambulances arrivaient, j'ai constaté que mon garage brûlait. Heureusement, l'arrivée des pompiers a permis de contenir l'incendie. Quel soulagement quand les ambulanciers ont pris la relève auprès de ce monsieur! Puis, j'ai eu le réflexe de penser à la dame. Celle-ci me répétait qu'elle n'avait rien. Le lendemain, elle était couverte de bleus. Elle avait été projetée à 25 pieds du balcon par le souffle de l'explosion.

Avez-vous été blessé?
J'ai eu des coupures aux mol-

lets. La victime, elle, a été brûlée au deuxième degré à l'épaule droite. Par ailleurs, la fumée m'a incommodé pendant 24 heures. Tout ce que je mangeais goûtait le brûlé, et je n'arrivais plus à parler ni à dormir.

Qu'est-ce qui a été le plus pénible pour vous?

L'expérience a réveillé des émotions douloureuses. Mon père est décédé dans un incendie, et ma mère, 10 ans plus tard, a également été victime d'un autre incendie. Même si elle en était sortie vivante, elle avait inhalé énormément de fumée. C'est moi, son fils, qui lui ai appris qu'elle était en train de mourir.

Le feu vous a donc marqué cruellement. Cela vous a-t-il causé une phobie?

Non. Je n'ai pas peur du feu, mais je demeure prudent. Voyez-vous, j'ai pris ma revanche sur le feu, j'ai été plus vite que lui. Et, pour moi, cet événement a été salutaire.

De quelle façon?

Ç'a complètement changé ma vie. Petit, j'ai grandi au sein d'une famille de 12 enfants. Nous étions très pauvres, nous ne mangions pas à notre faim, et nos parents étaient alcooliques. Rien de bien glorieux… Je suis le genre d'homme que tout le monde aime bien, mais qui n'a rien fait d'extraordinaire. Depuis cet événement, je n'ai jamais reçu autant de reconnaissance et d'attention. Comme si j'existais enfin, et cette reconnaissance vient des étrangers. Aujourd'hui, non seulement des citoyens m'apprécient, mais j'ai reçu une médaille d'honneur pour mon geste. Et savez-vous ce qui me fait vraiment très chaud au cœur? C'est de savoir que ma femme peut vivre cette gloire... Elle qui a marié un homme parti de rien. ■

«J'avais le pressentiment que j'étais capable de le sortir de là»

Karl Blackburn, député

SORTIR 15 RELIGIEUSES DE L'ENFER

Piégées par le feu, les sœurs Ursulines de Roberval et leurs pensionnaires étaient en danger de mort. Un homme politique s'est jeté dans la fournaise pour les secourir. Un acte qui vaut mille discours.

Mâchoire carrée et regard déterminé, Karl Blackburn a l'allure d'un fonceur, ce qui ne l'empêche pas d'avoir un certain sens de l'humour. Il aime raconter qu'il doit en partie son élection aux prières et à la reconnaissance des religieuses qu'il a secourues le 23 mars 2002. Ce jour-là, avec l'aide de Robert Desgagné, un employé du couvent des Ursulines, il a sauvé des flammes plusieurs sœurs et une quinzaine de personnes âgées prisonnières de l'incendie qui ravageait l'institution. Dans leurs bras ou sur leur dos, les deux hommes ont transporté les victimes en lieu sûr. Âgé de 38 ans, marié et père de quatre garçons (Pierre-Karl, Samuel, William et Zacharie), l'élu de la région du Saguenay a reçu la Médaille du civisme en novembre 2003. Rencontre avec un homme politique qui n'a pas peur du feu.

Karl Blackburn, dans quelles circonstances êtes-vous devenu un héros?

Par un matin ensoleillé et froid, je circulais avec mon troisième garçon, William, alors âgé de six ans, afin d'aller chercher une camionnette qui me permettrait

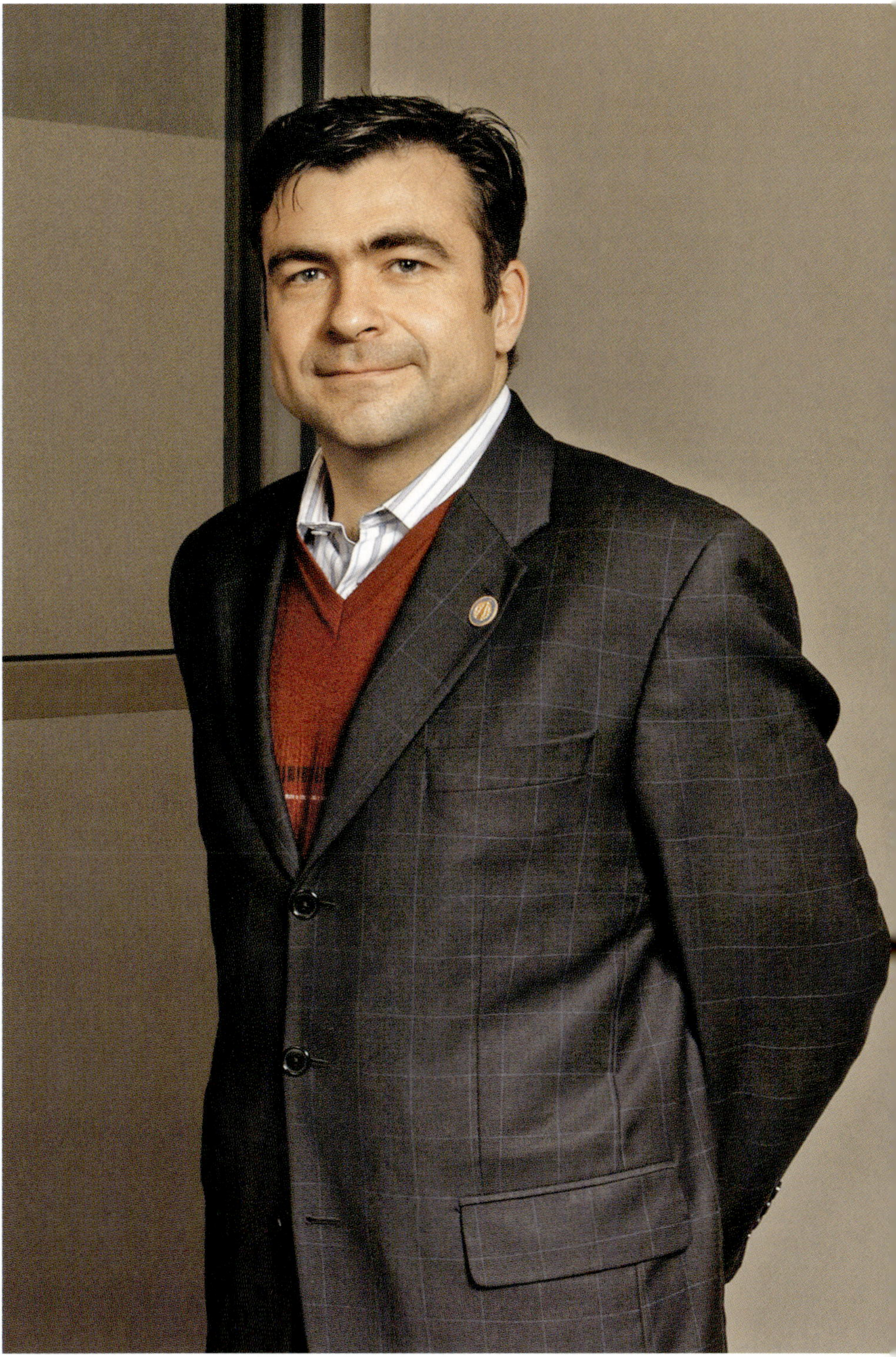

d'entreposer ma motoneige. Arrêté à l'artère de Roberval, j'ai remarqué la fumée qui s'échappait du couvent des Ursulines. J'étais intrigué, mais sans plus. Alors que je m'apprêtais à poursuivre ma route, j'ai été étonné de croiser le véhicule de Robert Desgagné, l'homme de confiance des Ursulines, qui roulait à vive allure malgré la chaussée trouée comme une écumoire. Spontanément, j'ai foncé derrière lui et je l'ai suivi jusqu'au couvent.

«Les victimes, piégées, lançaient des appels de détresse»

Pouvez-vous décrire la situation à votre arrivée?

Le vieux bâtiment a trois étages. Sur le balcon supérieur, les religieuses paraissaient désemparées dans leurs vêtements de nuit, tentant de protéger les malades. Le ronflement de l'incendie m'impressionnait. Avez-vous vu le film *Pompiers en alerte*? Le son produit par un brasier est sourd, menaçant, reconnaissable entre tous. Alimenté par le système de chauffage situé sous les vieux planchers, le feu gagnait rapidement les étages. Imaginez, il n'y avait aucun gicleur pour empêcher sa progression. Les victimes, piégées, lançaient des appels de détresse. Il n'y avait pas de temps à perdre. Misant sur sa connaissance des lieux, Robert a tenté de rejoindre les religieuses en passant par l'intérieur, tandis que je gravissais les escaliers extérieurs. Robert a rampé le long des murs, mais il a dû rebrousser chemin avant d'atteindre le dortoir des victimes. Découragé, j'ai moi-même tenté d'ouvrir une porte de l'extérieur, mais le mur de chaleur rendait le sauvetage impossible.

Comment avez-vous pu aider les sœurs?

Robert et moi avons commencé à descendre les religieuses réfugiées sur le premier balcon. Juchée sur mes épaules, une dame paralysée, Mme Larouche, répétait: «Je vais voter pour vous!» Dans le feu de l'action, je lui ai répondu: «OK, on règlera ça après.» Nous avons évacué ainsi six ou sept personnes âgées et religieuses. Pour les protéger du froid mordant, nous avons utilisé la chaufferie comme abri temporaire. Puis, pendant que nous secourions d'autres sœurs au deuxième balcon, les pompiers sont arrivés. Malheureusement, le vent soufflait vers le lac, et la fumée devenait envahissante dans la chaufferie. Alors que j'étais à bout de souffle, ma voiture s'est avérée la solution la plus rapide. J'ai conduit six religieuses, entassées les unes sur les autres, mon fils sur les genoux de l'une d'entre elles, au couvent des Augustines. Un autobus a permis d'assurer le transport des autres sinistrées. Triste conséquence, deux personnes sont décédées dans ce terrible incendie.

Quelle en était l'origine?
C'est tellement triste à dire. Il s'agissait d'une maladresse commise par l'une des deux victimes, qui avait l'habitude d'allumer une chandelle pour absorber les mauvaises odeurs. Il a suffi qu'elle laisse échapper la bougie sur son lit pour que tout s'embrase rapidement. On a perdu ainsi une partie importante du patrimoine de Roberval.

Comment avez-vous vécu l'après-incendie?
Je ne pourrai jamais l'oublier. Au moment du sauvetage, j'avais les nerfs à vif. J'étais dans un état de surexcitation qui m'a permis de trouver la force physique pour soulever et aider ces pauvres gens. Par la suite, les nerfs se sont relâchés. J'éprouvais des douleurs physiques, surtout aux bras. Robert et moi avons partagé un moment intense, unique, lorsque nous avons visité plus tard les Ursulines. Une belle démonstration de reconnaissance nous attendait, exprimée avec une sensibilité toute spirituelle. Nous avons reçu des chapelets en guise de remerciement.

Le soir de l'événement, comment votre fils a-t-il réagi?
Étonnamment, c'est mon petit gars de six ans qui a compris intuitivement l'urgence de la situation. Tel que je lui ai demandé, il m'a attendu patiemment dans la voiture, sans se mettre en danger. Il n'a conservé aucune séquelle de ce triste épisode auquel il a assisté bien malgré moi.

«La femme paralysée me répétait: "Je vais voter pour vous!"»

Vous êtes considéré comme un héros; vous avez même reçu la Médaille du civisme.
N'importe qui, dans ces circonstances, aurait posé ces gestes dits héroïques. Ce n'était ni raisonné ni intéressé, juste spontané et naturel. Je me souviens avec intensité et fierté, toutefois, du jour où ma collègue, la ministre Michèle Courchesne, m'a honoré de cette distinction. ■

Richard Lemieux

La course contre la mort

En avril 2005, Richard Lemieux se précipite dans un immeuble en feu pour secourir deux adolescents coincés dans leur chambre. Ce pompier d'expérience sait que chaque seconde compte. Récit d'une course contre la mort.

Le 30 avril 2005, dans l'arrondissement Rosemont, Richard Lemieux et sa copine dorment paisiblement quand, soudain, ils sont réveillés par des cris de mort. L'homme de 46 ans, un pompier d'expérience, se lance alors dans ce qui va devenir le plus grand sauvetage de sa vie.

Richard, comment avez-vous su qu'il s'agissait d'un incendie?

Au début, quand ma conjointe et moi avons entendu les cris, nous avons cru qu'un homme agressait une fille. Les hurlements étaient tellement stridents que je pensais qu'ils étaient sur ma propriété. Je n'ai pas voulu lever le rideau, de peur d'être vu par l'homme. Puis, au bout de 15 secondes, je n'ai pu m'empêcher de regarder. À mon grand étonnement, il n'y avait personne. Mais les cris devenaient de plus en plus véhéments. J'ai alors entrebâillé la porte d'entrée et j'ai vu un de mes voisins qui courait en caleçon devant chez moi. Je savais qu'il se dirigeait vers la caserne des pompiers, qui est au bout de la rue. Un déclic s'est fait dans ma tête. Quand j'ai été certain qu'il s'agissait d'un feu, mon instinct de pompier a pris le

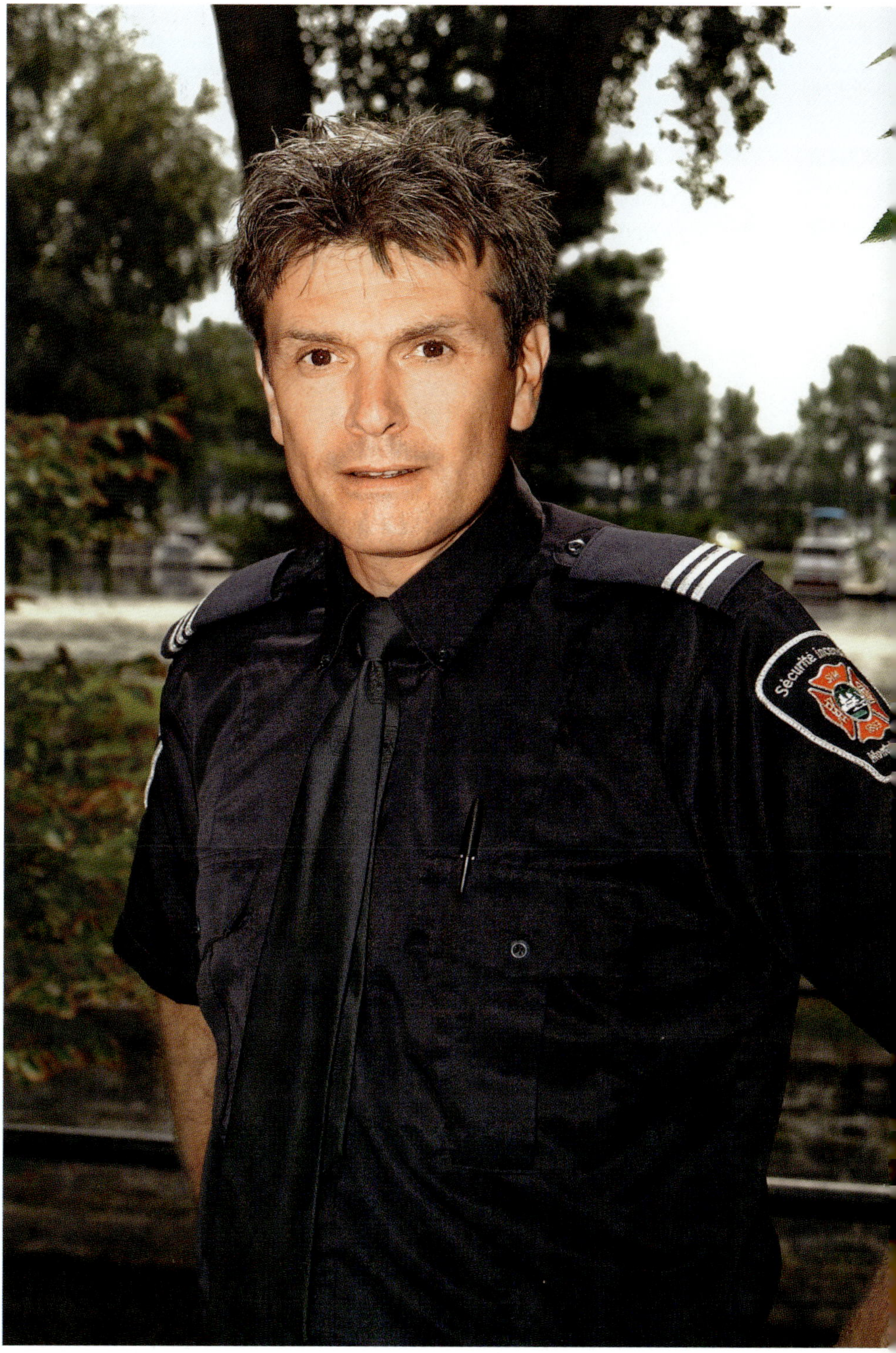

dessus. Mais je n'étais pas en service, et je n'avais pas tous mes outils de travail. Je ne pouvais donc compter que sur mon expérience.

Qu'avez-vous fait en voyant votre voisin courir vers la caserne?

J'ai enfilé un pantalon, un t-shirt et mes souliers de course. En sortant de chez moi, j'ai vu des flammes qui s'échappaient d'une porte patio du quatrième étage du seul immeuble de ma rue. Je me suis mis à courir, et c'est là que j'ai aperçu deux adolescents. Ils étaient coincés par les flammes à la fenêtre de leur chambre. En arrivant, j'ai aperçu une femme qui gisait sur la pelouse. J'ai mis ma main sur sa poitrine; elle était morte. Je savais que je devais faire vite, car les adolescents risquaient de finir brûlés vifs. C'était une question de secondes. J'entendais le jeune de 16 ans hurler d'une voix grave: «Au feu! Appelez les pompiers!» Les cris de la fille ressemblaient à ceux d'une personne en train de se battre contre la mort. La foule était figée devant l'horreur. J'ai foncé. J'ai pris l'escalier de secours. Le système d'alarme de l'immeuble s'était enclenché, ce qui m'a rassuré; cela signifiait que tous les occupants étaient alertés. À chaque étage que je montais, je criais à m'époumoner: «Au feu, au feu, sortez!» Puis, je suis arrivé au quatrième étage. Il y avait de la fumée partout. Ça allait du plafond jusqu'à trois pieds du sol. Je me suis accroupi et j'ai commencé à marcher à quatre pattes. Je me suis dirigé vers le fond du corridor en suivant les cris et je me suis arrêté devant le 407. J'ai mis la main sur la poignée; elle était chaude. J'ai ouvert la porte: le feu était partout. Impuissant, je me suis dit: «Qu'est-ce que je fais ici?» J'ai vu que la porte du 406 était entrouverte et je suis entré. Les occupants avaient déjà évacué les lieux. La fumée m'aveuglait. Je me suis précipité vers la fenêtre du salon. Je n'étais plus qu'à 10 pieds des deux jeunes. Il ne me restait que quelques secondes.

«La foule était figée devant l'horreur. J'ai foncé.»

Comment ont-ils réagi en vous voyant?

Ils avaient tellement peur qu'ils ne me voyaient pas et ne m'entendaient pas. Assis sur le rebord de la fenêtre, le dos dans le vide, j'ai tendu la main au gars, qui pesait près de 235 livres. Il était comme sur une autre planète. Je lui ai crié:

«Viens me rejoindre!» Il n'a pas réagi. J'ai hurlé de nouveau et il m'a vu. Je lui ai dit d'enjamber le cadre de la fenêtre et de venir vers moi. Il s'est exécuté. Je l'ai empoigné par le fond de culotte et je l'ai balancé dans l'appartement. Il est tombé sur le plancher, s'est relevé et a rapidement couru vers la sortie. Puis j'ai concentré mes efforts sur la fille. Elle ne voulait pas imiter son copain et enjamber la fenêtre. Elle ne pensait qu'à sauter en bas, comme sa mère. J'ai attiré son attention en lui demandant son prénom. J'ai essayé de la convaincre de ne pas sauter. Sa peau commençait à brûler. Je lui ai dit de mettre une jambe à l'extérieur en projetant son corps vers l'avant, dans le vide. La fumée sortait par la fenêtre au-dessus de sa tête. J'entendais mes collègues qui arrivaient et qui déployaient l'échelle. La fille a enfin mis le pied dessus et elle a eu le temps de descendre deux barreaux avant que les flammes ne jaillissent par la fenêtre. Elle est sortie juste à temps!

«J'ai essayé de la convaincre de ne pas sauter»

Comment êtes-vous sorti de cet enfer?

J'ai suivi le même chemin que pour entrer. J'avoue que j'avais la face noircie et les traits tirés en sortant. Mes collègues ne m'ont même pas reconnu; ils pensaient que j'étais une victime. Je grelottais, j'étais en état de choc.

Dans quelles circonstances avez-vous revu l'adolescente?

J'ai rencontré son père le lendemain de l'incendie. Il s'est approché de moi en m'appelant par mon nom et il m'est tombé dans les bras en sanglotant. Il a pleuré cinq bonnes minutes sur mon épaule. Puis, d'une voix tremblante, il m'a dit: «Hier, tu as sauvé la vie de ma fille. Aujourd'hui, c'est la mienne que tu sauves.» Je lui ai demandé s'il pouvait venir à la caserne avec elle. Je souhaitais la serrer dans mes bras. Cinq jours plus tard, alors que je dînais dans la cuisine des pompiers, le père s'est présenté avec sa fille. Les autres pompiers sont venus assister à cette scène émouvante. L'adolescente m'a serré par la taille et s'est mise à pleurer. Tout le monde pleurait. Puis, elle est allée faire ses adieux à sa mère au salon funéraire. En partant, le père m'a dit: «J'avais un héros, il s'appelait Guy Lafleur. Aujourd'hui, mon héros, c'est Richard Lemieux.» ■

Jonathan Papineau

POMPIER MALGRÉ L'ACADÉMIE

Jonathan brûlait du désir de devenir pompier, mais ses notes l'empêchaient d'être admis à l'Académie. Pourtant, il a réussi haut la main l'examen pratique en sauvant des flammes trois pensionnaires de la résidence Second Bonheur, de Saint-Gabriel-de-Brandon. Note maximale avec mention d'honneur!

Bravant flammes et fumée, Jonathan Papineau a accompli sa destinée le 6 août 2004. Alors qu'il s'occupait de l'entretien de son appartement, il a entendu un bruit d'explosion qui l'a intrigué. En regardant par la fenêtre de son salon, il a constaté qu'une fumée épaisse s'échappait d'une résidence pour personnes âgées. Aucune sonnerie d'alarme n'annonçait le drame qui était en train de se jouer. À toute allure, il a dévalé l'escalier pour demander à la voisine de téléphoner au pompiers. Puis, il a foncé au secours des malheureux sinistrés.

Monsieur Papineau, qu'avez-vous fait en voyant la fumée s'échapper de cette résidence?

Je me suis élancé vers la maison. Je voulais y entrer, mais la porte latérale était verrouillée et je n'arrivais pas à la défoncer. J'ai donc couru jusqu'à la porte principale, située sur la rue adjacente. Dès mon arrivée, j'ai compris l'horreur de la situation. Désemparée et paniquée, la préposée aux bénéficiaires m'a dit que des aînés étaient toujours dans l'établissement et m'a donné leurs noms. Je me suis précipité à l'intérieur, en avançant au hasard. J'ai pénétré dans une grande pièce où une

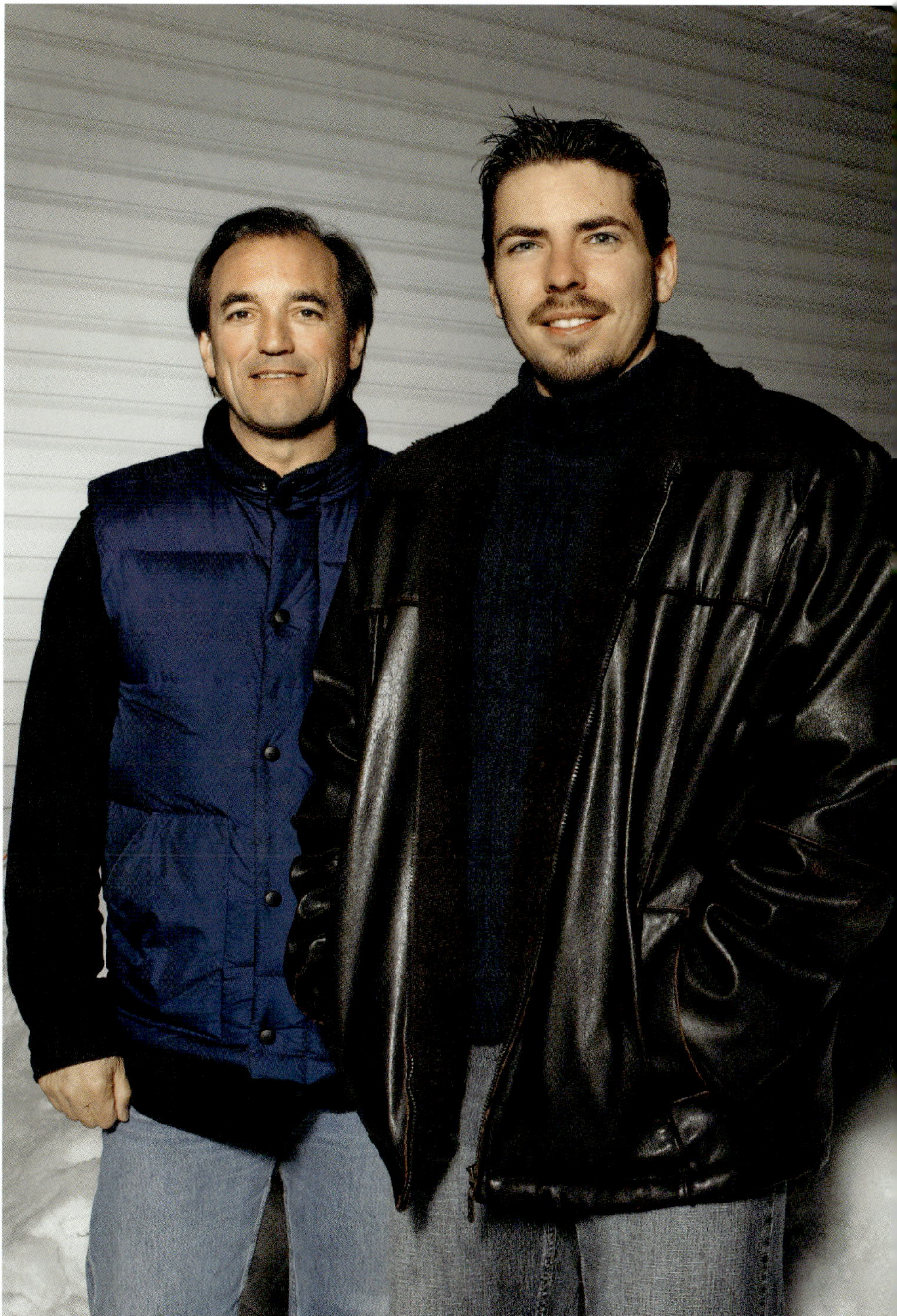

personne confuse attendait manifestement de l'aide, sans trop comprendre le danger qui la menaçait. J'avoue que j'ai eu de la difficulté à la sortir de là, car elle semblait souffrir d'alzheimer. Je l'ai donc guidée jusqu'à la sortie, puis je suis revenu sur mes pas.

Les pompiers n'étaient pas arrivés?

Non. Il n'y avait par ailleurs ni alarme ni gicleurs dans cet immeuble. Je ne pouvais pas attendre sans rien faire. Je suis donc retourné dans la résidence, mais la fumée était si dense que j'ai dû m'accroupir pour ne pas étouffer. En avançant, j'ai trouvé une salle à manger où un vieux monsieur très corpulent tentait d'échapper aux flammes en sortant par une petite fenêtre. Il était peu probable qu'il puisse ramper derrière moi jusqu'à la sortie. Il ne me restait donc qu'une solution: le pousser afin de l'aider à sortir par cette fenêtre. Quel soulagement j'ai éprouvé une fois que la manœuvre a réussi!

Aviez-vous peur?

Honnêtement? Pas du tout. Le désir de sauver les victimes et l'adrénaline sont des stimulants puissants, vous savez. Je ne crois pas avoir pris le temps de penser à ma propre vie. Avant ce jour-là, j'avais toujours cru que le véritable ennemi, c'était le feu, mais j'ai vite compris que la fumée est tout aussi terrible, car elle nous asphyxie. Pendant que je longeais le corridor, accroupi, j'ai croisé une vieille dame qui éprouvait des difficultés respiratoires et qui était pliée en deux, figée par la peur. Le manque d'oxygène est difficile à imaginer. Il m'était impossible de lui donner des instructions, car pour parler, on a besoin d'air! Je l'ai accompagnée jusqu'à la sortie principale en inhalant moi-même beaucoup de fumée.

«Un gars criait: "Entre pas là, tu vas te faire tuer!"»

À ce moment, avez-vous pensé que le risque devenait trop grand?

Non. Je devais faire tout mon possible pour aider ces pauvres gens. J'ai demandé à un passant de me donner un coup de main. Nous avons dû ramper tellement la fumée se rapprochait du plancher. L'adrénaline me donnait la force physique nécessaire pour enfoncer avec mes pieds des portes verrouillées, dans l'espoir de libérer les victimes qui auraient pu être prisonnières à l'intérieur. L'incendie progressait, et la vigueur des flammes devant les deux dernières portes nous a forcés à rebrousser chemin. Nous suffoquions. Une fois dehors, j'ai inspiré profondément de l'air pur, puis j'ai contourné l'édifice afin de trouver une autre porte d'entrée. Malheureusement, il n'y en avait qu'une autre, verrouillée, et elle était en acier.

Ne receviez-vous pas d'assistance?
Plusieurs curieux observaient la scène et nous déconseillaient de pénétrer dans l'immeuble. Je me souviens particulièrement d'un gars qui criait: «Entre pas là, tu vas te faire tuer!» Moi, je me disais que j'allais au moins essayer. La préposée nous avait informés que deux personnes manquaient encore à l'appel, et renoncer dans une situation pareille aurait été contre mes valeurs. Mon acolyte et moi avons réussi à nous engouffrer dans le sous-sol par une fenêtre. Nous n'avons trouvé aucun autre bénéficiaire parce que le feu était trop près de nous. Heureusement, les pompiers étaient arrivés et ont pris la relève. J'ai dû recevoir de l'oxygène, car je n'arrivais pas à reprendre mon souffle. J'étais sous le choc. Je tremblais de la tête aux pieds et, l'adrénaline aidant, je n'ai pas fermé l'œil de la nuit, prenant conscience peu à peu de la réalité de l'événement.

Qu'est-ce qui vous a semblé le plus pénible dans toute cette histoire?
Malheureusement, il y a eu deux victimes, des personnes qui étaient prisonnières derrière les deux portes enflammées que je n'ai pu ouvrir. La vision des deux corps que les pompiers ont retirés des décombres s'est inscrite dans ma mémoire. Ce qui demeure incompréhensible pour moi, c'est que des gens puissent être témoins d'un désastre pareil sans offrir leur assistance. Je ne suis pas né à la bonne époque: je crois à l'entraide et je pense que j'avais la responsabilité de tout faire pour aider ces malheureux. D'ailleurs, je le referais sans hésiter.

«Je crois à l'entraide…»

Qu'avez-vous appris?
Mon plus grand rêve était de devenir pompier, mais je n'avais pas les notes qu'il faut pour entrer à l'Académie. L'expérience m'a confirmé que j'aime ce métier. ■

Thierry Creignou

Quatre touristes québécois pris au piège

Thierry Creignou, son épouse, Dominique Hamon, ainsi que leurs amies Line Archambault et Danielle Ladouceur séjournaient à l'hôtel voisin du Paris-Opéra. La nuit de l'incendie, qui a coûté la vie à 25 personnes, ils ont été projetés dans le feu de l'action. Vision d'horreur dans la Ville lumière.

Que s'est-il passé cette nuit du 15 avril 2005?

Thierry Creignou: Nous étions allés au restaurant pour faire la fête. C'était une soirée fraîche. Vers minuit, nous nous sommes séparés. Ma femme, Dominique, et moi sommes rentrés à l'hôtel vers minuit et demi, tandis que Line et Danielle avaient décidé d'aller prendre un verre.

Danielle Ladouceur: Il faut dire que Line et moi n'étions à Paris que pour 48 heures, pour fêter mes 40 ans. Nous voulions donc profiter au maximum de notre courte visite dans la Ville lumière.

Line Archambault: Vers 2 h, nous sommes rentrées à notre hôtel. Nous avons commencé à bavarder avec le veilleur de nuit du Paris-Opéra, situé juste à côté, afin de savoir où nous pouvions sortir dans le quartier. Pendant que nous discutions, le système d'alarme s'est déclenché. Le gardien est allé voir ce qui clochait; il croyait qu'il s'agissait d'une fausse alerte. Il n'était pas inquiet.

D. L.: Puis on a vu une boule de feu dans l'escalier et le concierge revenir de sa tournée d'inspection avec les lèvres noires. Il était partiellement brûlé au visage. Nous avons commencé à entendre

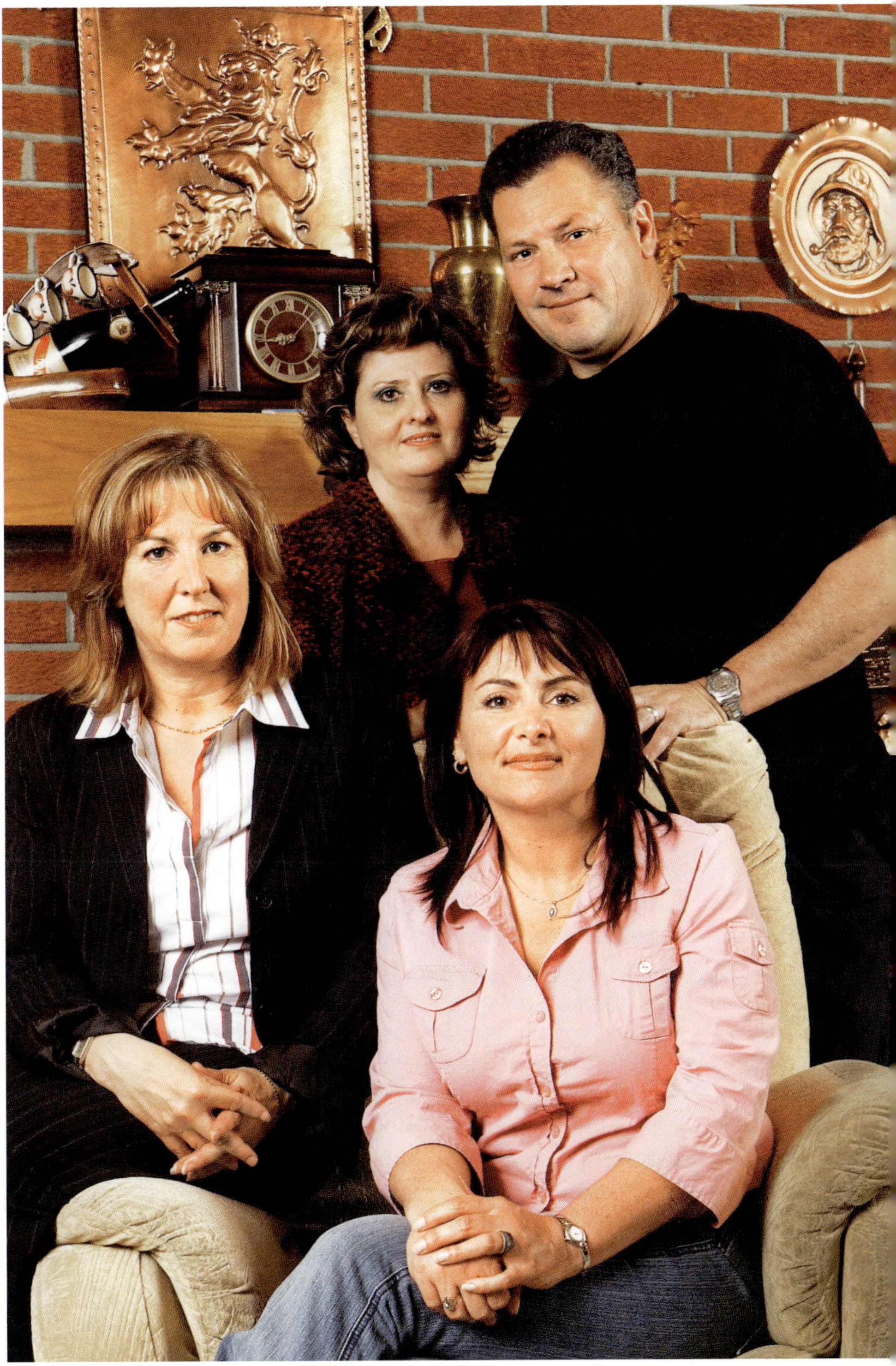

des cris absolument inhumains. Nous avons couru à notre hôtel pour aviser la réception de cet incendie. Le préposé à l'accueil nous demandait de ne pas faire de bruit! On lui disait: «Appelle les pompiers!» Son seul réflexe était de nous avertir qu'il ne voulait pas héberger les clients de l'hôtel voisin, qui étaient des immigrants en attente d'une résidence! C'était un vrai raciste. Là, nous avons commencé à voir des torches humaines tomber et s'écraser sur la rue. Nous sommes donc montées au cinquième où nous étions logées, Line et moi, en criant pour réveiller les gens.

T. C.: Nous étions aussi au cinquième étage. Il y avait bien une petite odeur de bois brûlé dans l'air, mais comme il faisait environ 4 °C ce soir-là , je me disais qu'il s'agissait du chauffage...

D. L.: Notre chambre donnait sur la rue. J'ai voulu vérifier l'ampleur du brasier. Au moment où j'ai ouvert la fenêtre, j'ai aperçu un homme accroupi sur la corniche de notre étage. Il venait de sauter du sixième étage de l'immeuble en feu! Il regardait constamment vers le sol et vers son hôtel, alternativement. J'ai commencé à lui crier de sauter vers moi. Il s'est finalement donné un élan et a réussi à s'accrocher au bras que je lui tendais. Aussitôt dans notre chambre, l'homme, habillé seulement d'un survêtement, s'est précipité dans le couloir pour gagner la rue. J'ai su plus tard qu'il avait perdu dans le brasier sa femme et sa fille de deux mois.

T. C.: À ce moment-là, j'étais debout, car le bruit m'avait réveillé. En me dirigeant vers la chambre de Line et Danielle, j'ai vu l'homme sortir en petite tenue. Je me demandais bien ce qui se passait. C'est à ce moment que Line m'a avisé qu'il y avait un feu. Nous sommes donc tous sortis dans la rue le plus vite possible, car il n'y avait qu'un mur qui séparait les deux hôtels. La rue était très étroite, de sorte qu'il n'y avait qu'un seul petit camion de pompier sur les lieux au tout début. L'échelle ne pouvait pas atteindre les étages supérieurs. Pour empêcher les gens de sauter, les pompiers les repoussaient à l'intérieur, dans la fumée opaque, à l'aide du jet de leurs boyaux d'incendie. C'était l'apocalypse! Le bruit du feu conjugué aux cris horribles des gens pris au piège et au bruit

«On a entendu des cris inhumains»

des corps qui tombaient dans la rue est indescriptible. Mais en cinq minutes, le silence s'est fait. Tous étaient morts, brûlés ou asphyxiés.

Dominique Hamon: Pendant ce temps, l'homme que Danielle avait sauvé errait dans la rue en se prenant la tête à deux mains. C'était épouvantable: il était gelé et je m'en suis occupé du mieux que j'ai pu en le réchauffant avec des moyens de fortune.

«Nous sommes montées au cinquième, en criant pour réveiller les gens»

Tout ce qu'il disait était: «Dieu vous bénisse.»

Qu'avez-vous fait ensuite?

D. L.: Nous voulions quitter la ville et rentrer chez nous! Nous sommes donc allées prendre notre avion toutes mouillées et sentant le brûlé. La jeune femme au comptoir de notre compagnie aérienne savait ce qui était arrivé cette nuit-là, et elle a été très gentille.

T.C.: Dominique et moi sommes allés rejoindre Line et Danielle, et nous sommes tous revenus ensemble.

Cette terrible nuit restera à jamais dans la mémoire de ces quatre personnes attachantes, qui étaient déjà liées, mais qui le sont sans doute davantage aujourd'hui. Danielle Ladouceur a donné une seconde chance à un homme désespéré qui a tout perdu en 10 minutes. Les héros n'ont pas toujours conscience de l'importance de leurs gestes... Un jour, Mme Ladouceur se rendra compte de la grandeur de son acte. ■

L'hôtel Paris-Opéra, le soir du drame

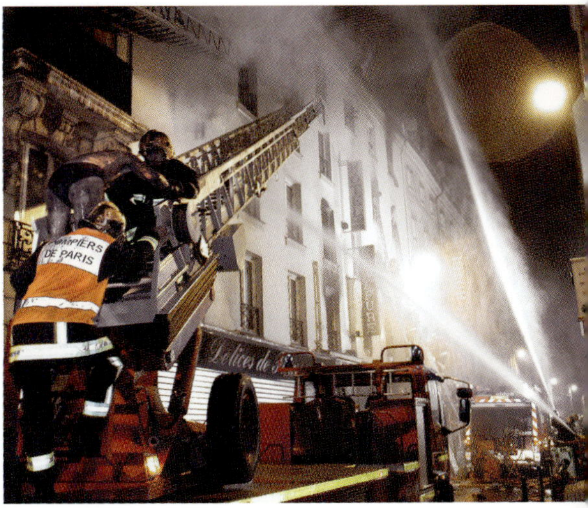

Grégoire Racine

PLUTÔT PÉRIR QUE LAISSER MOURIR

Périr ou sauver, telle est la devise de certains professionnels du sauvetage. «Si t'es pour crever, tu y resteras, c'est tout!» s'est dit Grégoire avant de replonger pour la quatrième fois dans la fournaise d'un incendie pour en retirer un bébé... en vain.

Grégoire Racine,53 ans, homme d'affaires dans l'immobilier, marié et père de deux enfants, n'a rien d'un homme ordinaire malgré sa modestie. En effet, au moins cinq personnes lui doivent leur vie! À trois reprises, il a posé les bons gestes. La première fois, c'est en 1967, alors qu'il n'avait que 16 ans: il a empêché la noyade d'un bambin de quatre ans. Puis, en 2002, il a tiré des flammes une mère et son enfant. En 2004, enfin, au cours d'une promenade en motomarine, il a de nouveau repêché un homme et un enfant de 10 ans. Grégoire ne tire aucune vanité de ces exploits. En fait, le souvenir d'un unique échec hante toujours la mémoire de ce modèle d'altruisme.

Comment expliquez-vous vos trois sauvetages?

Sans être pratiquant, je crois en Dieu. Je pense que j'ai été mis devant toutes ces situations parce qu'un être suprême l'a décidé ainsi. Je suis content d'avoir relevé tous ces défis, même si le deuxième sauvetage m'a laissé un souvenir amer.

C'est-à-dire?

Un bébé est mort asphyxié avant même que j'aie eu le

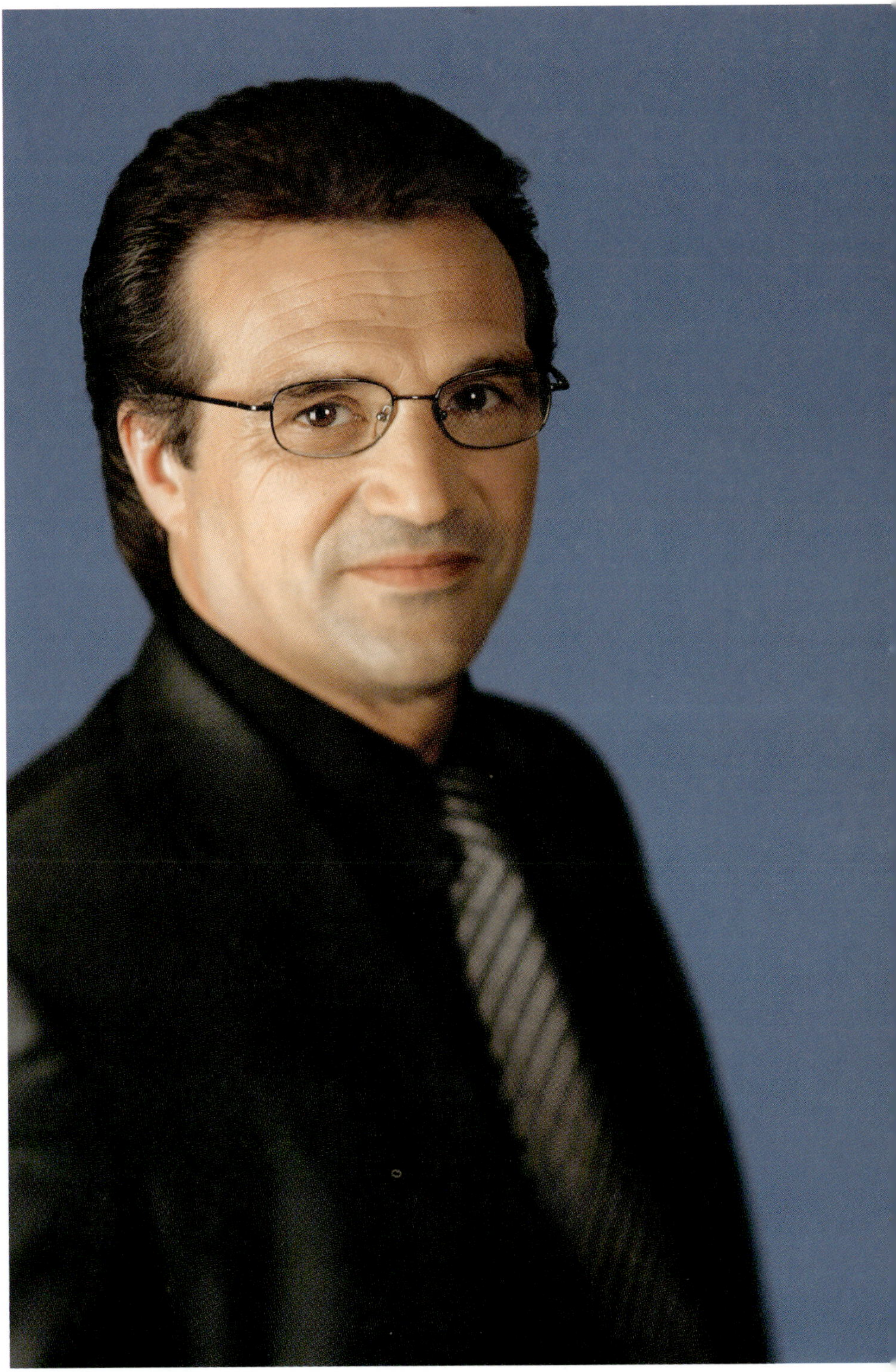

temps de le sauver. J'ai été traumatisé par cet événement pendant de longs mois. Chaque fois que je croisais un enfant qui lui ressemblait, mes émotions refaisaient surface. Encore aujourd'hui, quand j'écoute une scène émouvante dans un film, ma cassette repart: je vois défiler le drame dans ma tête.

«J'avais donné mon 150 %, vous comprenez?»

Sur le moment, vous avez subi une sorte de traumatisme. Étiez-vous en état de choc?

Non pas vraiment. Le soir même de l'événement, après avoir été interviewé aux nouvelles par Pierre Bruneau, je m'étais dit: «C'est enfin fini!» Cependant, le lendemain matin, je braillais comme un bébé. J'étais absolument inconsolable, bien que j'avais réussi à sortir des flammes une femme et son petit. Je vivais cela comme un échec total. J'avais donné mon 150 %, vous comprenez?

Quelles ont été les circonstances entourant votre intervention?

Ce matin-là, je devais rencontrer le notaire avec ma locataire. Elle voulait acheter ma maison, où elle habitait déjà avec ses enfants. Je l'ai attendue, mais elle ne s'est jamais présentée. Je suis donc reparti bredouille. Sur le chemin du retour, j'ai eu l'idée de passer devant chez elle. J'ai fait un grand détour, en traversant la ville, pour aller voir ce qui se passait; un peu comme si j'avais eu le pressentiment que quelque chose d'inhabituel arriverait. Toujours est-il qu'en tournant le coin de la rue, j'ai vu qu'un incendie faisait rage. Ma locataire était perchée sur le rebord de la fenêtre, et un gros nuage de fumée passait au-dessus d'elle. Elle avait lancé du deuxième étage sa petite fille enroulée dans une grosse douillette. Il n'y avait personne dans la rue, personne pour m'aider.

Qu'avez-vous fait en apercevant l'enfant allongée sur le sol?

Je suis sorti de mon véhicule et j'ai accouru vers la petite, qui pleurait. Je l'ai assise dans ma voiture. J'ai ensuite reculé mon Jeep pour que la femme puisse sauter sur le toit. Elle s'est laissé tomber sur moi. Puis, elle s'est écriée: «Mon bébé, mon bébé! Il est dans une autre chambre!» Je suis monté sur le toit de ma voiture. J'avais peur que son chien me morde, ce qu'il n'a pas fait.

De toute façon, ce n'était pas le moment de penser à moi; tout ce qui comptait, c'était le bébé. Accroupi, j'ai ouvert la porte: un vrai four m'attendait. L'épaisse fumée m'aveuglait... Je suffoquais. Je suis donc retourné à la fenêtre prendre une bouffée d'oxygène avant de replonger, en apnée, dans la fournaise. J'ai longé le mur jusqu'à la porte de la chambre du bébé. «Est-ce que je défonce ou pas?» pensais-je. J'ai dû rebrousser chemin pour prendre de nouveau mon souffle à la fenêtre.

Vous risquiez votre peau?

Je m'entendais penser: «C'est pas une joke, c'est vrai! Si tu y vas, tu es un homme mort, si tu n'y vas pas, l'enfant meurt.» J'avais peur. Puis, tout à coup, je me suis fâché. J'ai pris la décision d'y aller en me répétant: «Si t'es pour crever, tu y resteras, c'est tout!» Je suis donc aussitôt retourné dans la chambre du bébé. Mais je n'arrivais pas à le trouver. Je manquais d'oxygène, et il fallait encore que je retourne à la fenêtre.

Pouviez-vous, à tâtons, trouver l'endroit où était censé dormir l'enfant?

Pour en être sûr, j'ai demandé à la femme où se trouvait la couchette. Je suis ensuite retourné sur mes pas pour la quatrième et dernière fois. À tâtons, j'ai finalement saisi le bébé, puis je l'ai tendu à sa mère qui était juchée sur le toit de mon véhicule.

Était-il en vie?

J'avais beau lui donner la respiration artificielle, rien n'y faisait. Quand un pompier volontaire est arrivé sur les lieux, il m'a aidé. Mais malheureusement, l'enfant était déjà mort. Je me suis longtemps senti coupable. Je me disais: «Si t'avais pas attendu, aussi!» J'ai appris dernièrement que l'enfant était déjà décédé à mon arrivée.Ç'a été un soulagement. Par contre, la déception, elle, restera toujours. ■

«Si tu y vas, tu es un homme mort, si tu n'y vas pas, l'enfant meurt»

André Duhamel et Daniel Gagnon

QUAND L'INTUITION SAUVE DES VIES

Le 24 décembre 2004, un incendie ravageait un immeuble pendant que ses occupants dormaient, insouciants du danger qui les guettait. Sans la bravoure d'André Duhamel et de Daniel Gagnon, ce réveillon aurait pu être leur dernier.

La veille de Noël, deux cols bleus de la ville de Montréal ont risqué leur vie pour sortir, in extremis, plusieurs personnes des flammes. En sept minutes, le feu s'est propagé jusqu'à la toiture. Il s'en fallait de peu pour que cette nuit tourne à la tragédie.

Daniel, qu'est-ce qui vous a conduit sur les lieux de l'incendie, en plein réveillon?
Vers 1 h 30 du matin, alors que je conduisais une épandeuse de sel, je me suis dirigé vers la 15e avenue et la rue Shaughnessy, sans trop savoir pourquoi. Je ne sais pas ce qui m'a poussé à faire cette ronde. En fait, cette intersection ne faisait pas partie de mon parcours habituel. En circulant, mon regard s'est immédiatement posé sur une dame qui venait de tomber dans les marches de son escalier extérieur. C'est bizarre, mais quelque chose me disait que la situation était anormale. Immédiatement, j'ai arrêté l'épandeuse et je suis allé lui offrir mon aide.

Vous avez flairé le danger?
Comme je vous le disais, la situation était étrange: cette dame ne portait pas de manteau ni de bottes, malgré le froid extérieur. Plus je m'ap-

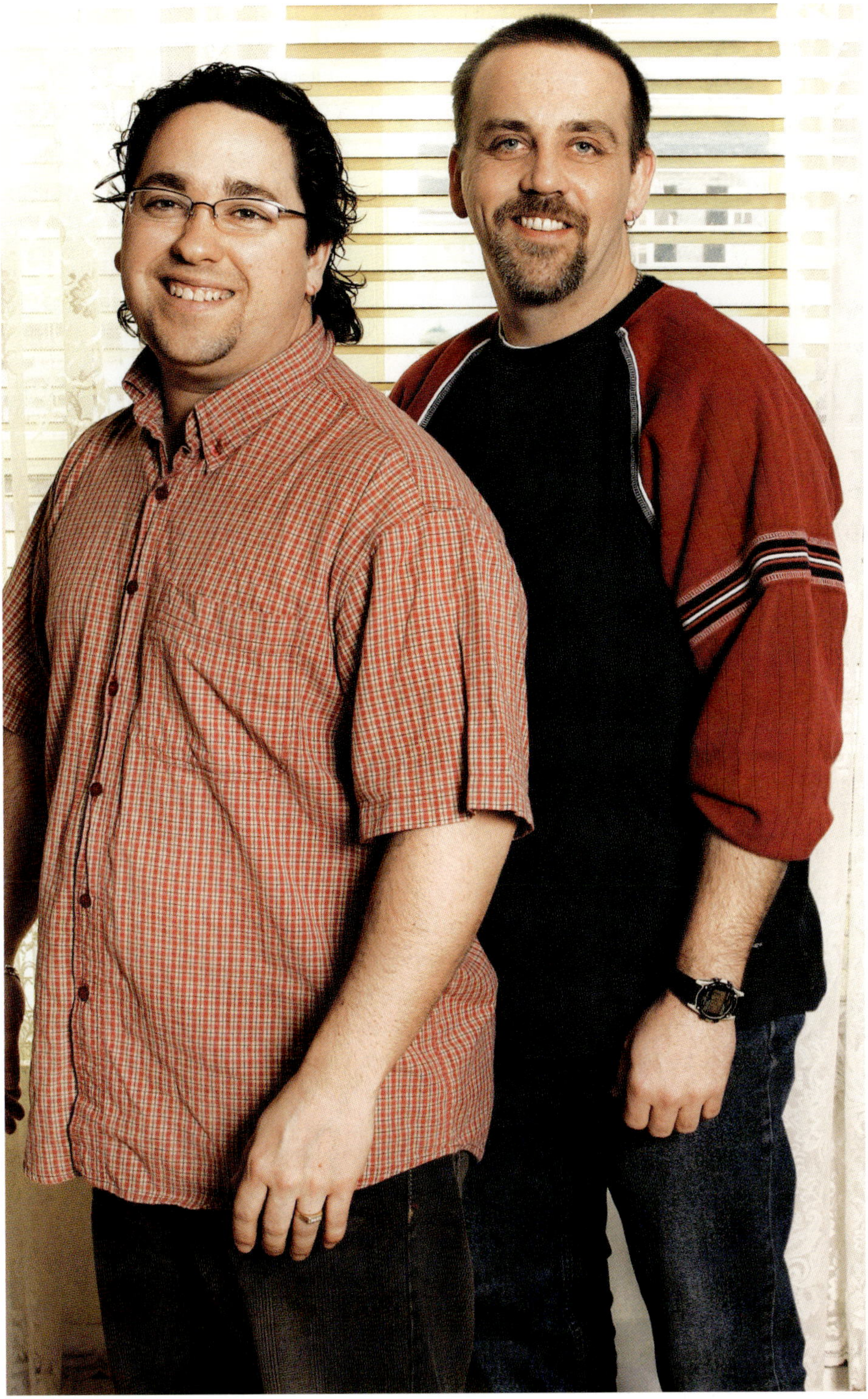

prochais d'elle, plus mes doutes se confirmaient. Elle était confuse et désemparée. Elle avait également de la difficulté à parler. Je voulais lui venir en aide, mais je sentais qu'un danger plus urgent m'obligeait à réagir rapidement.

Qu'avez-vous fait?
J'ai laissé cette dame sur place et j'ai fait le tour de l'immeuble. L'odeur de la fumée m'a vite fait comprendre le danger qui menaçait les occupants. Les flammes provenaient d'une cuisine située à l'arrière. Je suis retourné illico au camion pour appeler la centrale de la Ville de Montréal afin qu'ils communiquent avec les pompiers. C'est ainsi que mon collègue, André Duhamel, a entendu le message. Étant tout près, il est arrivé aussitôt. À l'aide de son tracteur-chargeur, il a cogné par terre pour réveiller les gens. Heureusement que nous étions deux, car le feu se propageait rapidement. Il fallait donc réveiller tout ce monde, mais comment?

André, quel a été votre rôle?
Tandis que Daniel défonçait la porte à l'avant de l'immeuble, je me suis occupé du logement situé à l'arrière. Les gens dormaient, malgré nos cris pour les alerter. En sept minutes, le feu s'est étendu jusqu'à la toiture. Je suis allé au deuxième étage pour réveiller une dame et l'accompagner à l'extérieur.

Il n'y avait aucune sonnette?
Non. C'est incroyable! Sans cette intervention, elle serait décédée en quelques minutes. Pendant ce temps, Daniel a fait évacuer l'immeuble adjacent, qui était également menacé par l'incendie. Il a fait sortir une famille entière.

> «Les gens dormaient malgré nos cris pour les alerter» – André

Daniel, qu'est-ce qui est arrivé à la dame confuse?
En fait, l'incendie provenait de son logement. Elle avait oublié un chaudron de frites sur la poêle. Pendant toute la durée de l'intervention, elle marchait pieds nus, avec seulement une serviette pour se réchauffer. En sortant sans ses bottes, elle s'est coupé les pieds sérieusement. Par la suite, elle a été hospitalisée durant trois mois et demi parce qu'elle souffrait de multiples blessures et d'hypothermie, et qu'elle avait inhalé beaucoup de fumée.

Daniel, que pensez-vous de votre geste héroïque?
Je ressens beaucoup de fierté.

Je n'ai pas pris le temps de penser à mes enfants, ni aux risques que je courais pendant le sauvetage. Aujourd'hui, je me dis que je n'étais pas censé me trouver là, et pourtant, j'y étais. Je venais de travailler 35 jours d'affilée, je ne devais pas faire une ronde cette soirée-là. J'ai écouté mon intuition…

Quelle a été votre plus belle récompense?

Une force supérieure m'a renvoyé l'ascenseur. Une semaine après, j'ai frôlé la mort une deuxième fois. Lors d'un accident très grave, j'ai été projeté à 75 pieds. J'ai passé trois semaines à l'hôpital, et ça m'a donné le temps de réfléchir. Tout le monde me croyait mort… Aujourd'hui, je pense qu'il faut apprendre à écouter davantage notre intuition.

Cette expérience a donc changé votre vision de la vie?

Oui. Il faut prendre le temps de réfléchir, de s'écouter et, surtout, de regarder autour de soi. Certaines de mes valeurs ont changé, notamment l'importance que j'accorde à ma famille. Finalement, j'apprécie davantage la vie.

André, que pensez-vous de votre geste?

Bien entendu, j'ai vécu beaucoup d'émotions, mais je n'ai rien fait d'extraordinaire. Je suis très surpris de tous les honneurs que nous recevons pour notre implication. Notre action a été soulignée par l'arrondissement, par la Ville de Montréal et par le ministère de la Justice. Parfois, des gens posent des gestes héroïques sans qu'on en parle. Par exemple, dans ma jeunesse, j'ai déjà pris de plus grands risques pour sauver une vie sans qu'on me témoigne de la reconnaissance et de la gratitude en retour. Mais honnêtement, je ne cherche ni la visibilité ni les marques de reconnaissance. Je suis heureux de porter assistance lorsque l'occasion se présente, et ça, c'est ma véritable récompense.

> «Je n'étais pas censé me trouver là, et pourtant, j'y étais» – Daniel

Accepteriez-vous de nous raconter votre première expérience?

Bien entendu! ■

5. Les explosions

Allan Loney

Les cauchemars après la bravoure

Allan Loney, mécanicien, a mis sa vie en jeu pour sauver celle d'un collègue brûlé au visage et aux mains à la suite d'une explosion dans une usine chimique à Saint-Timothée. Et cela, au mépris du risque d'une nouvelle déflagration...

Le 10 septembre 1999, Allan Loney, 37 ans, se trouvait en compagnie d'un confrère quand une explosion s'est produite dans l'entreprise de produits chimiques qui les emploie. D'un seul élan, ils ont secouru l'une des victimes de la déflagration, malgré la proximité de centaines de kilos de matière explosive et la présence d'un mur menaçant de s'effondrer sur eux. En dépit de tous ces risques, M. Loney n'a jamais cessé d'administrer les premiers soins à la victime en attendant l'aide des secouristes. Il va sans dire que la gouverneure générale du Canada de l'époque, l'honorable Adrienne Clarkson, a sans doute été très émue en lui remettant la Médaille de la bravoure.

Monsieur Loney, cette épreuve vous a-t-elle transformé?

Ô que oui! Je ne suis plus le même homme! Il y a le Allan d'avant l'explosion et le nouveau Allan, celui qui a vu sa vie changer après ce terrible accident. Quand j'ai aperçu un homme grièvement blessé gisant sur le sol, j'ai vraiment imaginé le pire. En accourant vers lui, je n'arrêtais pas de me demander s'il était mort.

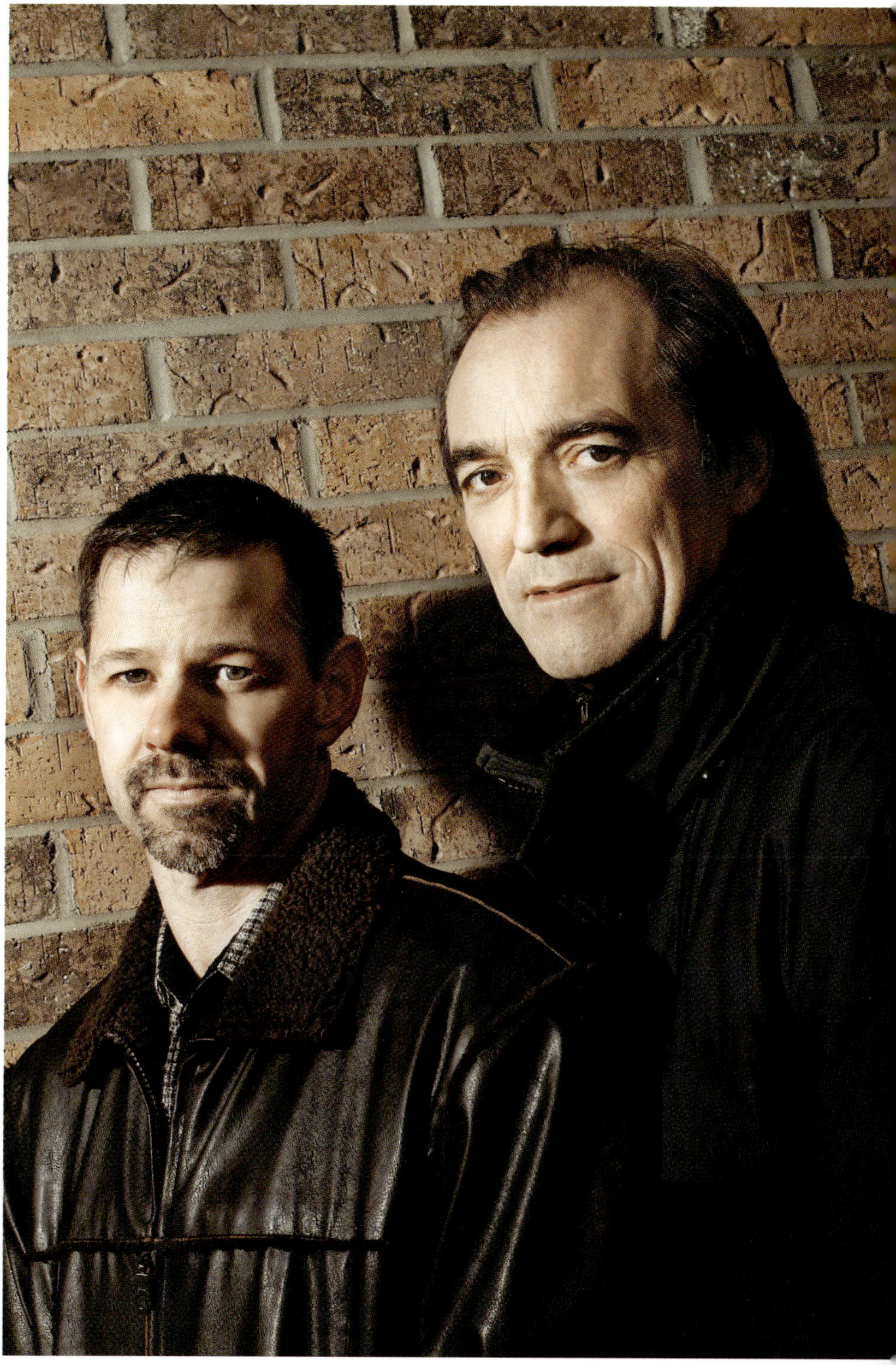

Les bruits tout autour de nous étaient vraiment infernaux, et les vitres continuaient d'éclater. Par chance, l'homme, dans la jeune quarantaine, respirait. Il va sans dire qu'une telle expérience bouleverse une vie. Aujourd'hui, j'apprécie davantage tout ce que je possède. Je ne prends plus rien pour acquis. Je savoure chaque instant de mon existence. Quand je réfléchis au sens de la vie, je réalise à quel point j'ai de la chance. En somme, j'ai une épouse, deux enfants en bonne santé, une maison; je suis capable de me rendre au travail, j'ai mes deux jambes, mes deux bras, etc. Bref, je suis choyé. Il m'arrive parfois de m'entendre dire: «Eh! Allan, t'es chanceux, regarde tout ce que tu as!» Depuis ce jour, j'ai développé ma spiritualité, j'ai évolué, je suis encore plus sensible aux autres; un rien m'émeut. J'ai aussi beaucoup d'admiration pour tous ces pompiers, ces ambulanciers. Ces gens font un travail remarquable, sans compter qu'ils n'hésitent jamais à mettre leur vie en danger pour aider leurs semblables. J'ai du respect pour ce qu'ils font. Ça ne doit pas être facile pour eux, quand ils rentrent à la maison, le soir venu.

Qu'avez-vous fait exactement pour aider votre ami?

Il y a plusieurs bâtisses sur le terrain. Mon collègue Michel Berthiaume et moi, on terminait notre pause. Quand on est sortis de la bâtisse, on a entendu un énorme vacarme provenant de l'immeuble en face du nôtre. On a vu le souffle de l'explosion se propager. Un homme, apparemment grièvement blessé, est parvenu à s'extirper du bâtiment en feu et s'est aussitôt effondré au pied d'un mur en brique qui avait été ébranlé. Michel et moi, nous-nous sommes précipités vers lui. Nous ignorions si le mur allait tenir ou s'effondrer sur la victime. Mais c'était plus fort que moi, il fallait que j'y aille. On n'a pas le temps de penser longtemps dans une situation comme celle-là. Je ne savais pas si le blessé était encore vivant. Quand je me suis approché avec Michel, une odeur de chair brûlée m'a envahi. D'ailleurs, il m'arrive encore d'avoir l'impression de la sentir; une sorte d'idée fixe, quoi! Toujours est-il qu'il fallait qu'on réagisse vite. Je lui parlais constamment; c'était la première chose que j'avais en tête: lui parler. Je me souviens de lui avoir dit: «Écoute, on a

«Il m'arrive encore d'avoir l'impression de sentir cette odeur de chair brûlée» pas le choix, je sais que ça va te faire mal, mais on ne peut pas te laisser ici!» Mon collègue et moi, on l'a donc transporté à quelques pas du mur, histoire de s'en éloigner. Tantôt confuse, tantôt inconsciente, la victime souffrait terriblement. Elle avait des brûlures au visage, aux mains et sur une bonne partie du corps. Je me suis emparé d'une couverture de gélatine que j'ai déposée sur elle dans l'espoir d'atténuer ses souffrances. Puis, en peu de temps, les secouristes étaient sur place.

Comment avez-vous réussi à surmonter cette épreuve?
Pour tout vous dire, sur le coup, j'ai bien réagi! J'étais assez fier de moi. Après, ça a été une autre histoire. J'ai vécu ce qu'on appelle un important choc émotionnel. J'ai suivi une thérapie de groupe ainsi qu'une thérapie individuelle. Pendant plus d'un an, j'ai rêvé de cette explosion. Je faisais des cauchemars. Étant donné que je connaissais très bien la victime, j'éprouvais une certaine difficulté à m'en remettre. L'aide du syndicat m'a été précieuse. Sans son appui, je ne sais pas ce que je serais devenu.

Dans quelles circonstances avez-vous revu cet homme?
Trois semaines après l'accident, je suis allé à l'hôpital lui rendre visite. Un membre du syndicat m'a accompagné; j'étais fébrile. Je devais le revoir. Pendant que nous discutions, il m'a dit: «Eh! je savais que c'était toi qui m'a secouru parce que tu cassais le français.» Ça n'a pas été facile, cette rencontre, je l'avoue. Je ne voudrais jamais revivre une telle épreuve pour tout l'or du monde. Quand tu revois une personne que tu connais bien, étendue sur un lit d'hôpital et qui accuse de nombreuses brûlures, c'est assez traumatisant. C'est très pénible à supporter. Une chose est certaine, tu remercies le ciel d'être en santé et sur tes deux jambes. C'est là que tu te dis que tu dois apprécier ce que tu possèdes déjà. ■

«Il y a le Allan d'avant l'explosion et le nouveau Allan»

Alexandre Bolduc, 17 ans

Explosion à Valleyfield

Repartir un chauffe-eau alimenté au gaz est un geste banal qui peut cependant parfois tourner au drame. M. Bolduc l'a appris à ses dépens. Heureusement, son fils Alexandre n'était pas loin...

J'ai rencontré des personnes exceptionnelles. Hommes, femmes, jeunes et moins jeunes, tous ont en commun d'avoir vécu des événements marquants. La plupart viennent de familles solides et puisent dans celles-ci leur courage. Ce qui me frappe le plus est la façon dont ils s'en sortent. Car, s'il faut beaucoup de courage pour agir dans un moment dramatique, il en faut souvent encore davantage pour s'en remettre.

Alexandre, raconte-nous ce qui s'est passé le 26 mai 2003.

C'était une belle journée d'été, je rentrais de l'école et il était environ 16 h 30. Notre chauffe-eau, qui est alimenté au gaz propane, était en panne. Il fallait le repartir à l'aide d'un briquet spécial, comme celui qu'on utilise pour allumer un barbecue. Notre chauffe-eau est situé dans une des caves de notre demeure. Pour y accéder, il faut passer par un soupirail qui se trouve dans les fondations, à l'extérieur de la maison. Ma mère m'a demandé d'aller partir le chauffe-eau, mais mon père a décidé d'y aller. Comme c'était une opération banale, je n'y portais pas beaucoup d'attention.

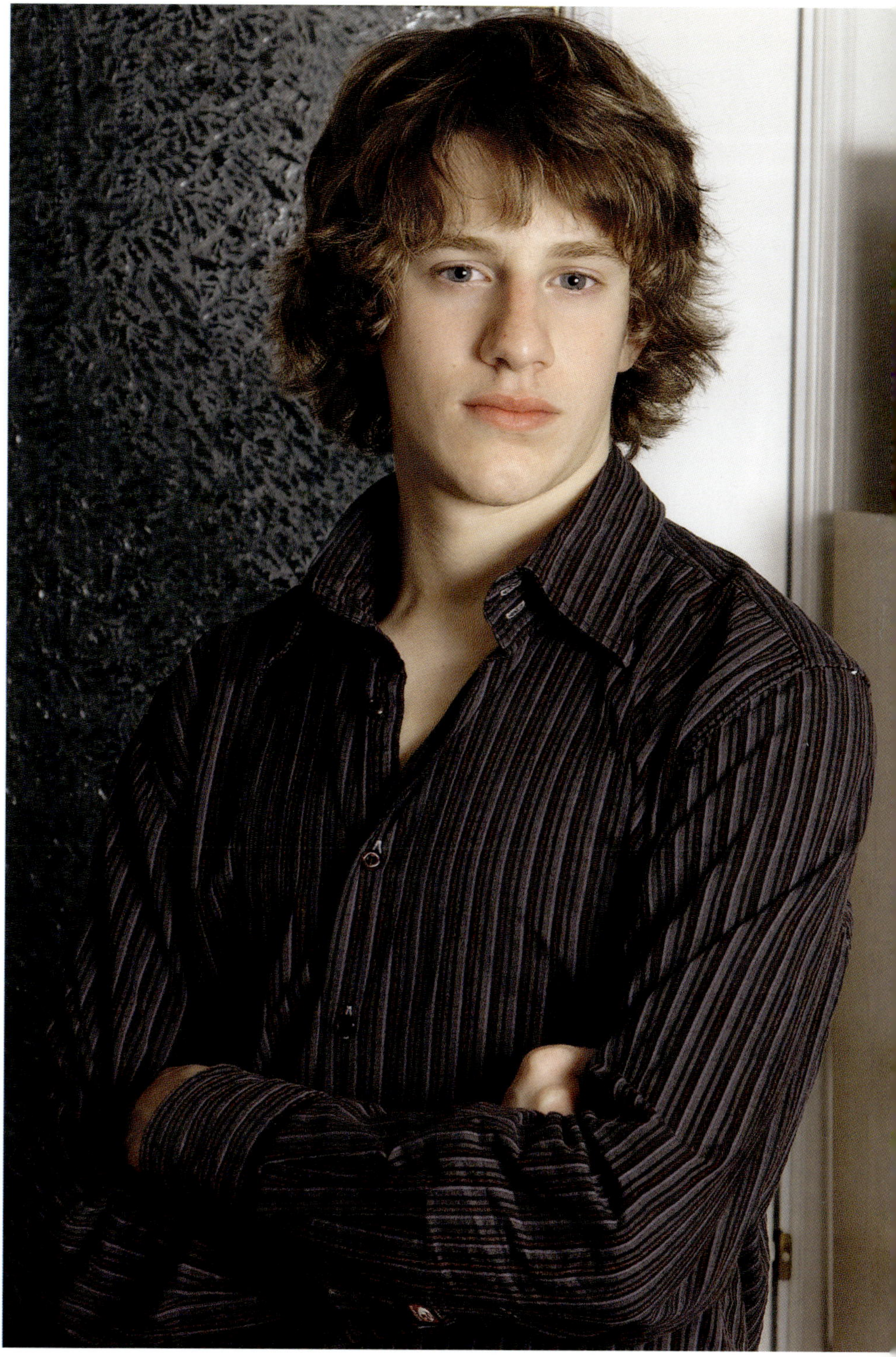

Mais, cette fois, ma mère m'a prié d'accompagner mon père, car celui-ci se remettait d'un cancer et portait un dispositif lui permettant de se soigner. Elle avait peur qu'en entrant et en sortant du soupirail, il accroche cet appareil et se blesse. J'avais 15 ans à l'époque, et je dois dire que j'ai bougonné un peu. Mais je suis sorti et j'ai fait le tour de la maison pour me rendre auprès de mon père. En arrivant, j'ai eu le temps de voir la cave devenir bleu acier. Puis j'ai entendu l'explosion. Une boule de feu est sortie de la cave et a brûlé la pelouse sur deux mètres avant de disparaître. J'ai juste eu le temps de m'écarter, mais j'ai senti son souffle chaud. La maison a été soulevée par la force de l'impact. Tout s'est passé extrêmement vite. Mon père avait été projeté contre le soupirail. La moitié de son corps en sortait et l'autre était à l'intérieur de la cave.

«Je pensais que j'avais défiguré mon père»

Qu'as-tu fait?

Je l'ai sorti de là. Je ne me souviens plus comment, mais j'ai réussi à le tirer du soupirail. J'ai dû puiser ma force dans l'adrénaline. Il était brûlé atrocement au visage et sur les bras. Je l'ai transporté plus loin, puis j'ai ramassé le boyau d'arrosage pour l'asperger d'eau, car il ne cessait de me dire que ça brûlait! J'ai envoyé le jet vers son visage, mais ç'a eu pour effet de le mettre en lambeaux. Des bouts de chair pendaient de son visage! J'ai ensuite arrosé ses bras, avec le même résultat. Pendant ce temps, ma mère appelait les secours, qui sont arrivés peu après. J'étais dans un drôle d'état, très calme et en contrôle. Mon père a été transporté à l'hôpital de Valleyfield. Je l'ai accompagné, tandis que ma sœur Catherine prenait soin de ma mère. Il a ensuite été transféré au Centre des grands brûlés, à Montréal.

Comment les choses se sont-elles déroulées ensuite?

J'ai d'abord fait un rapport aux pompiers. Ensuite, je suis rentré dans la maison pour fermer les fenêtres. J'ai même pris la peine de rapporter une cassette vidéo à un commerce de location. J'étais dans un drôle d'état! Puis je suis allé chez ma marraine, car on ne pouvait habiter dans la maison. Pendant deux semaines, j'ai été incapable de dormir. J'avais des flash-back. J'avais aussi l'impression que mes mains sentaient le propane. J'étais déjà maigre, mais j'ai perdu

40 livres en 15 jours. Je ne voulais pas parler de l'événement à l'école, sauf que mes notes baissaient de façon inquiétante. C'est ma sœur Catherine qui est allée voir la direction pour expliquer la situation. Je n'allais pas trop bien psychologiquement. Je pensais que j'avais défiguré mon père avec le jet d'eau et je ressentais de la culpabilité. Heureusement, j'ai su plus tard que si je n'avais pas arrosé son visage, ses poumons auraient été brûlés. Mais c'était un calvaire pour lui. Il devait se soumettre à des traitements contre le cancer, à des traitements pour ses brûlures et à toutes sortes d'exercices pour retrouver l'usage de ses mains. Tous les jours, ma mère l'accompagnait, et moi j'allais le voir le soir. Comme mon père était en arrêt de travail, toute la famille s'est mise de la partie pour le soutenir. J'avais des économies et elles ont fondu rapidement. Je ne le regrette pas du tout.

«Je suis quand même fier de ne pas avoir figé devant les circonstances»

Quelles leçons tires-tu de cet événement?

J'ai reçu une médaille de la Ville de Valleyfield ainsi qu'une mention de la gouverneure générale du Canada. Je ne crois pas que je les mérite, parce que je n'ai fait que sauver mon père. Il n'y a rien d'héroïque là! J'ai surtout accepté ces récompenses pour mes parents, qui me considèrent comme un héros. Au fond, je n'ai fait qu'assumer mes responsabilités de fils. Ma mère dit que j'ai changé et que je suis devenu un homme à la suite de l'explosion, mais je n'en suis pas si sûr. Par contre, je suis quand même fier de ne pas avoir figé devant les circonstances. Mon père a toujours été respecté, car il a la réputation d'être fait fort. Ses brûlures sont aujourd'hui guéries, et son cancer est en rémission. C'est de ça dont je suis vraiment fier.

Alexandre Bolduc a bien des raisons d'être fier de son père, mais il a aussi raison d'être fier de lui, car il a posé les bons gestes dans des circonstances extrêmement pénibles. Il a sauvé son père d'une mort atroce. Mais, surtout, secondé par une famille unie, il l'a aidé à s'en sortir. ■

Patrick Larivière

QUAND UN HOMME BRÛLE DEVANT VOUS

Le 10 mars 2004, Patrick Larivière, 28 ans, termine son quart de travail. Une fois dehors, il entend un énorme sifflement qui provient d'un camion à proximité de lui. S'ensuit une grave explosion, où un homme devant lui prend feu et brûle comme une torche humaine.

Horrifié, le jeune homme s'empresse d'éteindre les flammes qui parcourent le corps du travailleur en utilisant son manteau de cuir. L'homme de 49 ans, brûlé sur 80 % de son corps, reste malgré tout éveillé jusqu'à l'arrivée des secouristes. Treize jours plus tard, il succombera à ses blessures, laissant derrière lui sa famille et Patrick Larivière, son héros...

Patrick, qu'avez-vous vu exactement?

Quelques secondes avant l'accident, j'ai aperçu un homme installé sur la benne d'un camion, qui refermait le couvercle de la chaudière remplie de goudron. À quelques pas de lui, je l'ai entendu s'exclamer: «Ah non!» Une seconde après, l'explosion avait lieu. J'ai vu une immense boule de feu de 20 pieds de haut et 20 pieds de large. On aurait dit une bombe atomique. Je n'avais jamais vu ça... L'homme est tombé du camion, brûlant de la tête aux pieds. Il courait dans tous les sens et hurlait de douleur en disant: «Aidez-moi!»

Qu'avez-vous fait?

J'ai couru vers lui en me débarrassant du manteau de cuir que j'avais sur le dos.

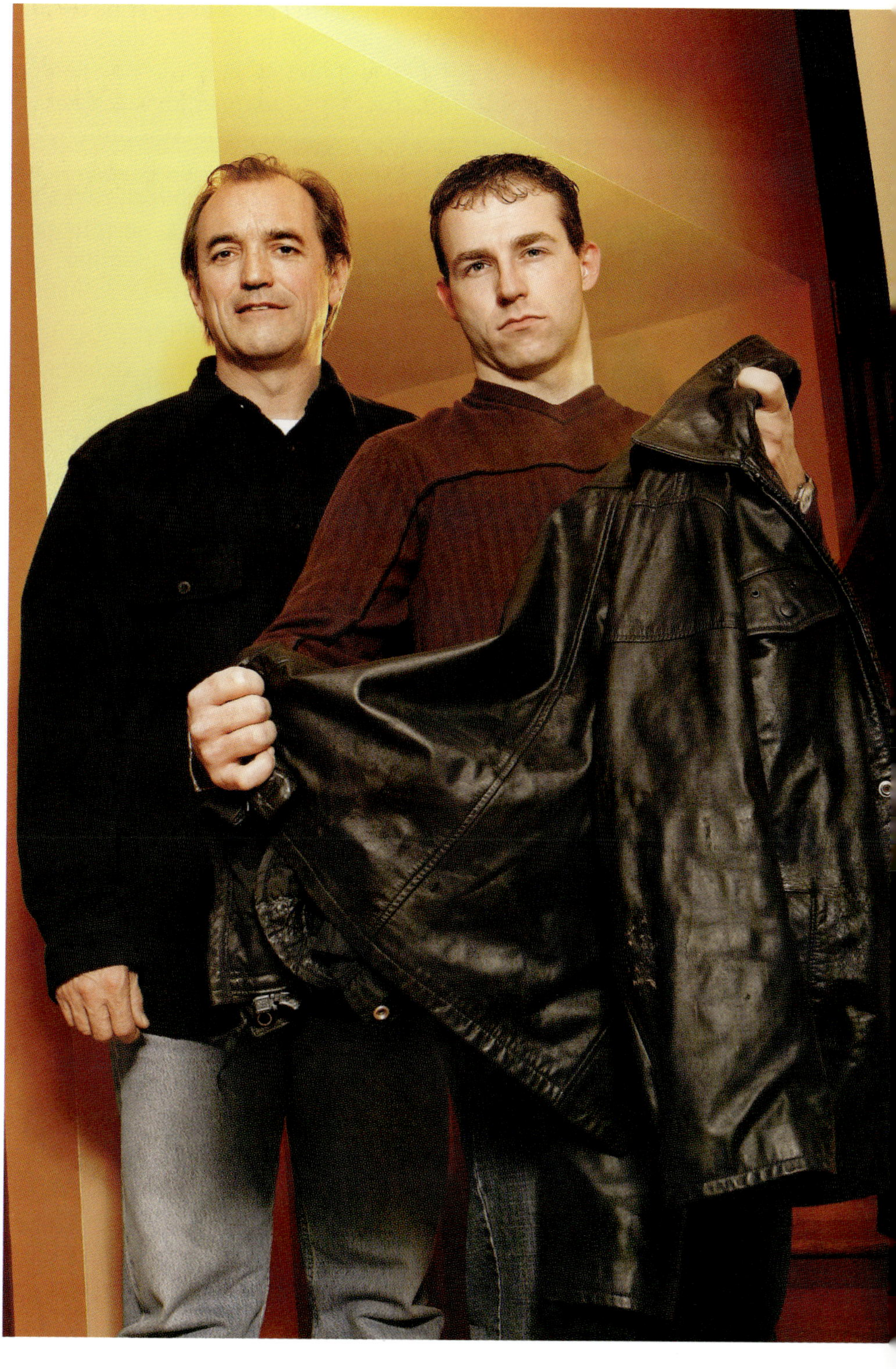

J'ai vu le gardien de sécurité de la bâtisse qui téléphonait pour appeler le 9-1-1. J'ai éteint les flammes qui parcouraient le corps de l'homme avec mon manteau. Il y avait plein de goudron sur lui. Je me suis brûlé la main gauche au deuxième degré, mais ce n'était rien comparativement à ce qu'il venait de subir...

Comment était-il?
Il faisait pitié. J'ai été étonné de le voir se relever. Il s'est mis à me parler en marchant. Il s'appelait Serge. Je ne croyais pas ce que je voyais. Malgré ses brûlures, il m'a demandé: «D'après toi, ça va-tu aller?» Je ne savais pas quoi lui répondre. Dans ma tête, je me suis dit: «Ouf, il n'est pas sorti du bois! Pauvre lui!» J'étais angoissée pour lui.

«J'ai vu une immense boule de feu de 20 pieds de haut et 20 pieds de large»

Que s'est-il passé ensuite?
Serge m'a demandé si je pouvais appeler le 9-1-1. Je lui ai dit que c'était déjà fait. Pendant que l'on discutait, on pouvait entendre les sirènes au loin. En somme, il me parlait de ses cheveux d'une façon humoristique, bien que le dessus de sa tête ressemblait à une calotte pleine de goudron. Puis, il a pris son cellulaire et a téléphoné à sa femme. Il n'entendait pas bien, car son oreille était brûlée. Il a dit à sa femme: «Chérie, je ne viendrai pas manger.Je vais être en retard. Je me suis brûlé!» Un autre homme est arrivé sur les lieux. Il semblait connaître son affaire. J'ai su plus tard que c'était un pompier, qui sortait lui aussi de la bâtisse où je travaillais.

Ce pompier a donc pris la relève?
Oui, c'est ça! Les ambulanciers sont arrivés pratiquement au même moment. On a conduit Serge à l'hôpital Notre-Dame. À son arrivée, il était déjà inconscient. Quant à moi, je suis retourné à mon travail pour me faire soigner la main à l'infirmerie. En sortant, des policiers m'attendaient. On a pris ma déposition, et 30 minutes plus tard, j'arrivais chez moi.

Comment vous sentiez-vous?
J'étais troublé, confus, je tremblais. J'avais peur. J'étais complètement bouleversé.

Qu'avez-vous fait pour vous soulager?
J'ai discuté avec mon épouse. Je lui ai raconté tout ce qui s'était passé. Elle non plus n'en revenait pas.

Avez-vous revu cet homme?
À deux reprises, je suis allé le visiter à l'hôpital. Il était toujours inconscient. Sa peau était blanche et relevée. Son visage était enflé. Chaque fois, sa famille était à ses côtés. Sa femme et ses enfants, dans la vingtaine, m'ont remercié en me disant qu'il fallait plus de gens comme moi sur la terre, pour aider les autres. La dernière fois que j'ai revu Serge, malheureusement, c'était à ses funérailles. J'ai vécu trois semaines d'angoisse entre son transport à l'hôpital et sa mort. Je m'inquiétais énormément pour lui. En même temps, j'avais peur de la mort, moi aussi.

Que voulez-vous dire?
C'est comme si je prenais conscience de la vie. Je pensais à mes deux enfants. J'avais toujours été le gars téméraire, vous comprenez? Mais là, je ne l'étais plus du tout, parce que la vie, c'est si fragile. Je m'en suis rendu compte avec ce qui est arrivé à Serge.

Sa famille savait-elle qu'il ne survivrait pas à ses blessures?
Ces gens semblaient plus conscients que moi du départ possible de Serge. Moi, je voulais tellement qu'il vive! J'espérais, sans doute égoïstement, que mes efforts ne restent pas vains. Je me sentais impuissant. Serge est mort deux semaines plus tard, d'un arrêt respiratoire, à l'âge de 49 ans.

Avez-vous des regrets?
Non, mais si c'était à refaire, je dirais à Serge, lorsqu'il a parlé à sa femme au téléphone, de lui dire qu'il l'aimait!

«J'ai éteint les flammes qui parcouraient le corps de l'homme avec mon manteau»

Sa mort a-t-elle changé votre vie?
Oui! *(Silence)* Sa mort m'a permis de dire merci à la vie. Aujourd'hui, je suis plus émotif. Je me permets d'exprimer ouvertement mes sentiments aux autres. C'est l'héritage que Serge m'a laissé. C'est son cadeau de départ pour moi. ■

6. Les exploits divers

André Duhamel, 40 ans

QUAND L'HÉROÏSME PASSE INAPERÇU

Homme d'action et d'aventure, André Duhamel a toujours fait preuve d'un sens aigu du dévouement et du courage, et ce, depuis l'âge de 17 ans. Certains pourront le juger téméraire car, après tout, pourquoi risquer sa vie pour sauver celle d'un homme qui est déjà condamné?

André Duhamel accumule les situations où il doit secourir des gens en péril. Il a déjà sauvé des vies pendant un incendie, à Montréal (page 170). Nous avons découvert qu'il a commencé très tôt sa «mission».

André, parlez-nous de l'événement qui a marqué vos 17 ans.

À cette époque, mon beau-père avait fait l'achat d'un casse-croûte, à Percé, situé au sommet d'une très haute falaise. Alors que je travaillais allègrement, j'ai remarqué que le restaurant se vidait rapidement, que les gens couraient vers l'extérieur et que certaines personnes criaient. Finalement, j'ai rejoint les curieux à l'extérieur.

Qu'avez-vous découvert?

En entendant des gémissements, j'ai compris immédiatement qu'un homme était tombé en bas de la falaise. Tout le monde connaissait cette falaise, et une clôture de barbelés y était posée pour prévenir ce genre d'incident, surtout en pleine nuit. Pourtant, un homme s'est aventuré dans la noirceur sans mesurer les risques qu'il courait. Il a fait une chute d'environ 350 pieds…

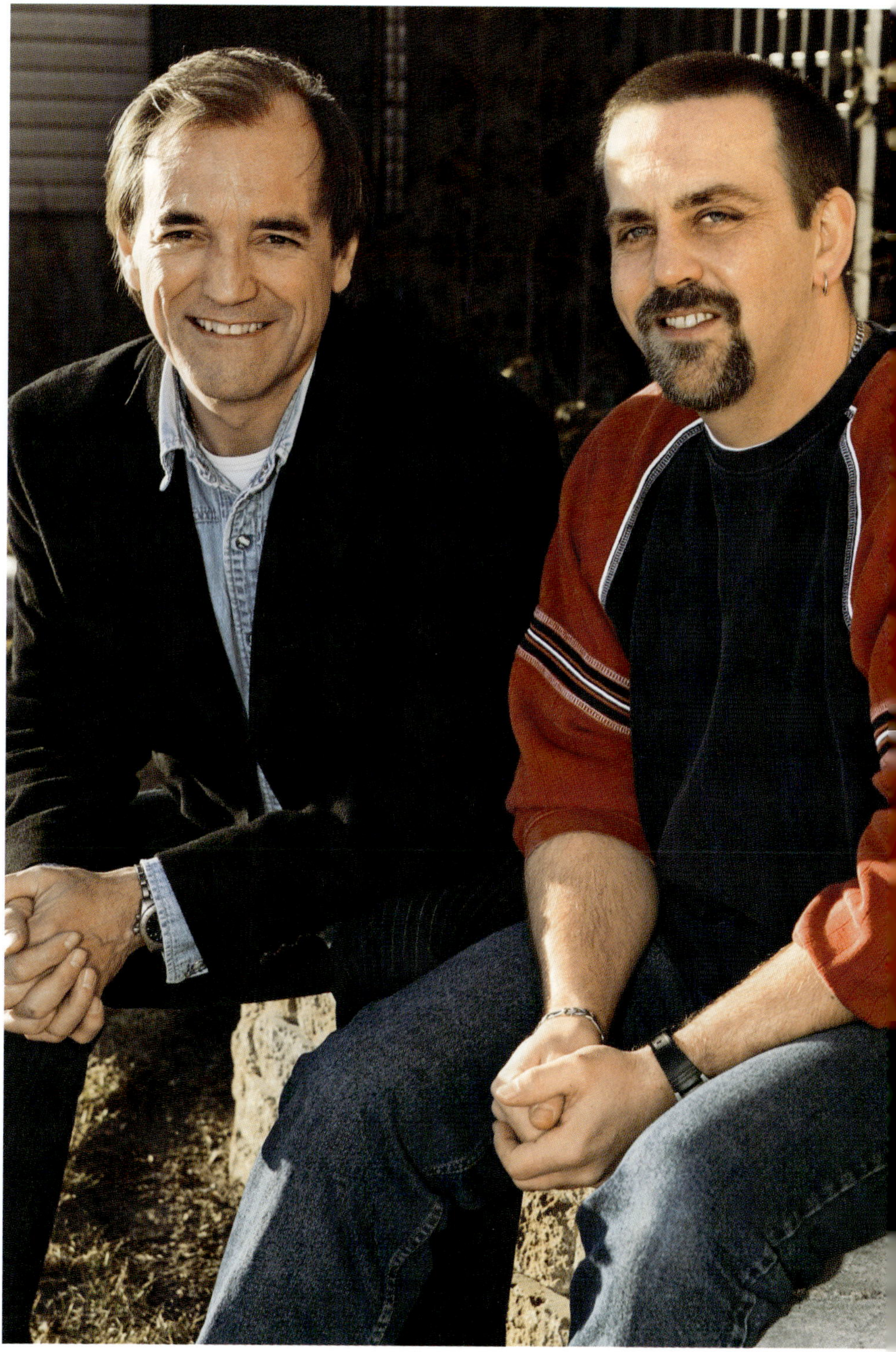

Quelle a été votre première réaction?

Demander l'aide des ambulanciers! Avec une lampe de poche, il a été possible de repérer l'homme en nous guidant au son de sa voix. Imaginez, nous entendions la victime gémir en bas de la falaise, et personne ne pouvait la secourir. En attendant l'arrivée des secours, je suis allé chercher un câble dans un motel. Par la suite, j'ai exploré la falaise, afin d'identifier une partie moins abrupte qui me permettrait de rejoindre le blessé. Intuitivement, je me doutais que ce serait moi qui descendrais la falaise, et je cherchais déjà une solution.

Êtes-vous alpiniste?

Pas du tout!

Alors pourquoi avoir agi de la sorte?

C'est difficile d'expliquer une intuition, n'est-ce pas? À l'arrivée des ambulanciers, mon pressentiment s'est confirmé.

Comment cela?

Les ambulanciers devaient peser plus ou moins 250 livres chacun, alors ils ne pouvaient s'aventurer à descendre et à remonter la falaise avec un blessé. Il fallait trouver une solution, et vite!

Qu'avez-vous fait?

J'ai descendu la falaise tranquillement, tandis que des gens tenaient le câble fermement. En arrivant en bas, j'ai pu rejoindre le blessé. Toujours vivant, il râlait et saignait abondamment de la bouche.

Avez-vous ressenti de la peur pendant votre descente?

Pas réellement, je n'ai pas pensé au danger. Le désir d'arriver à temps me guidait, tout simplement. À 17 ans, je ne réalisais pas tout à fait l'intensité de la situation. Bien honnêtement, je me sentais brave et je croyais qu'il survivrait. Le plus difficile pour moi, ç'a été de ne rien pouvoir faire pour lui.

«Je me doutais que ce serait moi qui descendrais la falaise»

Vous éprouviez beaucoup d'impuissance?

En effet. En bas, je regrettais l'absence des ambulanciers, qui auraient pu lui donner les premiers soins. Pendant que nous assistions à l'agonie de cet homme, le plan d'évacuation s'organisait en haut. Les ambulanciers ont téléphoné au quai de Percé pour qu'on envoie un zodiac par la mer.

Les secours sont donc arrivés par la mer?

Seulement le zodiac. Nous avons donc pris la mer, en

pleine nuit, au cœur des vagues et de l'incertitude. La tête de l'homme reposait sur moi et, sans aucune préparation psychologique, c'est moi qui l'ai accompagné dans la mort. Je lui répétais: «Tiens bon, tiens bon…», mais il a rendu son dernier souffle sur mes genoux. Pour un jeune homme de 17 ans, c'est tout un choc. Alors que j'avais voulu jouer les braves en descendant la falaise, la réalité me rattrapait.

Vous avez pris des risques importants, même si l'homme n'a pas survécu. Comment a réagi la famille?

Cet homme avait cinq enfants; toute la famille pleurait, c'était tellement triste. Personne ne m'a remercié d'avoir pris des risques. Pour moi, l'aventure s'est transformée en échec. C'était ma première expérience avec la mort et, pourtant, je n'ai pas partagé mes sentiments avec les autres.

«Il a rendu son dernier souffle sur mes genoux»

Quelles pensées vous accompagnaient durant le trajet en zodiac?

J'étais angoissé par les vagues et la nuit. J'appréhendais notre arrivée; je redoutais particulièrement la présence de la famille du blessé, qui l'attendait sur le quai… Et moi, je le ramenais mort. Cet homme n'avait que 30 ans et il venait de mourir à cause d'un banal accident. J'étais un inconnu pour lui, seulement animé du désir de l'aider.

Quel sentiment éprouviez-vous?

Beaucoup de nervosité; je tremblais de tout mon corps. En vérité, j'avais voulu me montrer brave aux yeux des autres et relever un défi personnel. Et là, je revenais bredouille.

N'avez-vous rien retiré de positif de cette expérience?

Il n'y a pas d'âge pour faire du bien aux gens. Comment expliquer ça? À l'âge de 17 ans, j'ai su que mon destin me réserverait d'autres occasions de sauver des vies et, sincèrement, je voulais accomplir ce geste héroïque. Quelques années plus tard, je suis arrivé encore trop tard pour aider une personne, qui est décédée avant que je puisse la ranimer. Puis, à la troisième tentative, j'ai pu sauver des vies dans un incendie. J'ai même reçu une médaille de bravoure. Cette expérience valorisante m'a comblé. ■

Richard Veilleux et Michel Lewis

Braver la foudre pour un ami

Le ciel est clair, et le temps est calme sur le terrain de golf où jouent trois collègues de travail... En l'espace d'un instant, un orage éclate, et Claude tombe, foudroyé. Michel et Richard ont cru y passer en se démenant pour le ranimer. Un sauvetage du tonnerre.

Le jour se lève, et le soleil brille à l'horizon. Une très belle journée s'annonce en ce mercredi 10 août 2005 pour Richard Veilleux, Michel Lewis et Claude Renaud, trois chauffeurs d'autobus mordus de golf. Alors qu'ils sont au septième trou, au Club de golf de Terrebonne, le temps s'assombrit. Un orage arrive brusquement, et un éclair s'abat directement sur Claude, qui tombe sur le dos. Ses amis le croient mort. Malgré le risque d'être foudroyés eux-mêmes, il tentent de le réanimer. Une histoire de courage et d'amitié.

Richard, que s'est-il passé quand la foudre a frappé votre ami?

J'ai eu peur, j'ai tremblé, surtout quand j'ai vu Claude tomber sur le sol, raide comme une barre. Il ne manifestait aucun signe de vie. C'est un véritable miracle qu'il soit encore vivant aujourd'hui. Il faisait pourtant beau au début de la partie, mais en l'espace de quelques secondes, le temps s'est assombri. Et après le premier coup de tonnerre, tout est redevenu calme. Pourtant, j'ai eu une impression désagréable: quelque chose de terrible allait se passer... Claude était devant nous. Il marchait d'un

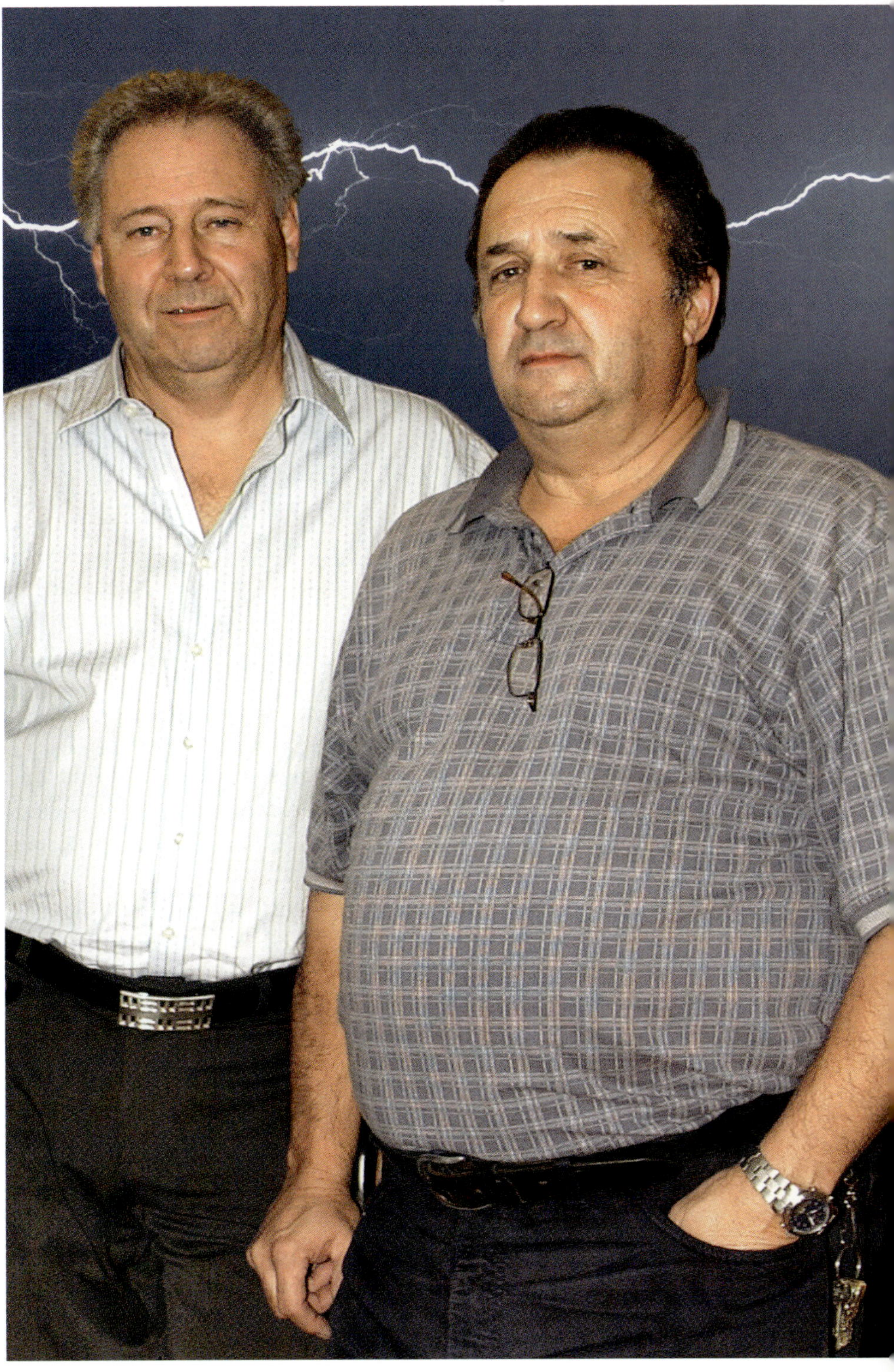

pas rapide, comme toujours. Nous cherchions nos balles près d'un petit bois et nous voulions regagner le *club house* avant que la pluie ne nous tombe dessus. Puis, Claude a ramassé ma balle en pensant que c'était la sienne. Un éclair a zébré le ciel, suivi du tonnerre. Je n'ai pas vu de boule de feu, mais j'ai réalisé en le voyant tomber, les talons collés ensemble, que la foudre venait de le frapper. Ses lunettes ont virevolté dans les airs; il avait la bouche et les yeux complètement ouverts. J'ai crié: «Michel, sors du bois! Claude vient de se faire ramasser!» Je hurlais comme un fou et je n'ai jamais cessé de crier: «Envouèye Claude, réveille-toi! Envouèye!» jusqu'à ce que les secours arrivent.

Michel, comment avez-vous réagi quand vous avez vu Claude étendu sur le sol?

Il pleuvait comme si des centaines de chaudières remplies d'eau nous tombaient dessus. J'ai regardé Richard et je lui ai dit: «Qu'est-ce qu'on fait?» Il m'a répondu: «C'est sûr qu'on ne sort pas d'ici vivants!» Les branches volaient dans les airs. On ne voyait ni ciel ni terre. On se serait cru au Viêtnam, vraiment! Je cherchais un abri. On a dû s'allonger près de Claude dans huit pouces d'eau, car on risquait nous aussi d'être foudroyés. D'ailleurs, un autre éclair est venu s'abattre à quelques pieds de nous. Enfin, Richard a couru vers le kart pour appeler le 9-1-1 avec son cellulaire.

Richard, vous avez donc appelé les secours?

Oui. Tout le long du trajet pour aller chercher mon portable, je me disais, terrifié: «Je vais me faire ramasser, je vais me faire ramasser...» En même temps, je disais à Michel: «Reste auprès de Claude.» Après avoir parlé à l'employé des services d'urgence, j'ai raccroché et lancé l'appareil au loin, car il risquait d'attirer la foudre vers moi. J'ai aussitôt commencé à faire le bouche-à-bouche à Claude. C'était si épuisant que Michel a dû prendre la relève pendant que je reprenais mon souffle.

«On se serait cru au Viêtnam, vraiment!» – Michel

Qu'avez-vous fait pour ramener votre ami à la vie, Michel?

J'ai moi aussi fait le bouche-à-bouche à Claude. Puis, il s'est mis à réagir... Son thorax bougeait affreusement, comme si de grosses vagues secouaient son ventre. C'était vraiment bizarre. J'ai dit à Richard: «On l'a! Ses mains sont chaudes. La circulation se fait.» En réalité, ses organes internes étaient en train de se consumer.

Richard, vous deviez être content quand Claude a recommencé à respirer?
Pas vraiment, parce qu'il a râlé! J'ai tout de suite imaginé le pire: j'ai cru que c'était son dernier souffle et j'ai dit à Michel: «On vient de le perdre.» J'ai toutefois continué de lui faire le bouche-à-bouche. Je n'ai jamais suivi de cours de réanimation. À un moment donné, pendant que je reprenais mon souffle, Michel m'a dit: «Richard, il me semble que tu dois lui lâcher le nez, non?» J'ai répliqué: «C'est bien trop vrai!» Toujours est-il que je me vois encore lui enlever l'eau de pluie qui s'accumulait sur ses yeux. Ce n'était pas beau à voir. Je n'ai jamais autant sacré de toute ma vie. À un certain moment, j'ai dit: «Claude, si tu m'entends, serre-moi la main.» Il l'a fait. Au loin, j'ai finalement aperçu les gyrophares d'un véhicule, mais j'avais peur que les voitures ne calent dans l'eau. Quand les ambulanciers sont arrivés, mes nerfs ont lâché. Épuisé, je suis tombé dans l'eau et j'en ai braillé un coup.

Michel, vous deviez avoir hâte que les secours arrivent?
Oh, que oui! L'orage a duré au moins 12 bonnes minutes. Pour moi, c'était comme si ça faisait 10 heures que nous étions sur place. Après l'orage, il faisait déjà très beau. Quand on dit que la Terre se fâche, je le crois. ■

«J'ai dit: "Claude, si tu m'entends, serre-moi la main." Il l'a fait.» – Richard

Claude Renaud a été foudroyé alors qu'il jouait au golf.

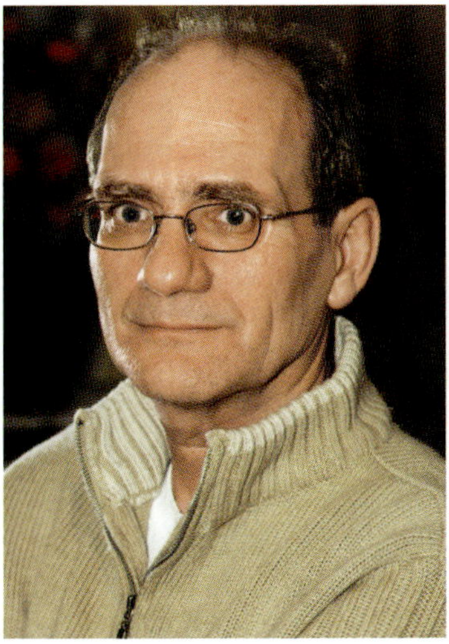

Christian Lachapelle

NÉGOCIER AVEC UN PRENEUR D'OTAGES

Un adolescent de 17 ans, armé, prend en otage la classe de son ex-petite copine à la polyvalente La Forêt, à Amos. Face à lui, un apprenti enseignant use de tout son sang-froid pour éviter le pire. Huit ans plus tard, le jeune professeur n'a rien oublié de ces instants...

Monsieur Lachapelle, comment a débuté votre journée, ce matin-là?

J'étais en stage d'enseignement depuis une semaine seulement. Je devais surveiller la classe pendant quelques minutes en attendant que mon superviseur arrive. J'ai donc pris les présences. Quand je suis allé mettre la feuille sur la porte extérieure du local, le gars était là, avec une carabine dans les mains. Il m'a aussitôt dit, en pointant son arme vers moi: «Rentre dans la classe.» Je me suis vite rendu compte qu'il était sérieux. Il m'a fait asseoir au fond de la classe. On aurait dit que le sang se vidait de mes mains. Je me suis dit: «Ça y est, ce sont tes derniers moments!» Entre-temps, il a dit aux élèves de rester calmes et de continuer leurs travaux. Les étudiants me regardaient, et dans leurs yeux apeurés, je pouvais lire: «Qu'est-ce qu'on fait?» Puis, une élève a été demandée au secrétariat par l'intercom. L'adolescent lui a dit de s'y rendre. En sortant, la fille a rencontré un surveillant, à qui elle a révélé ce qui se passait... Quelque peu incrédule, celui-ci a jeté un œil par la fenêtre de la porte. Le jeune homme

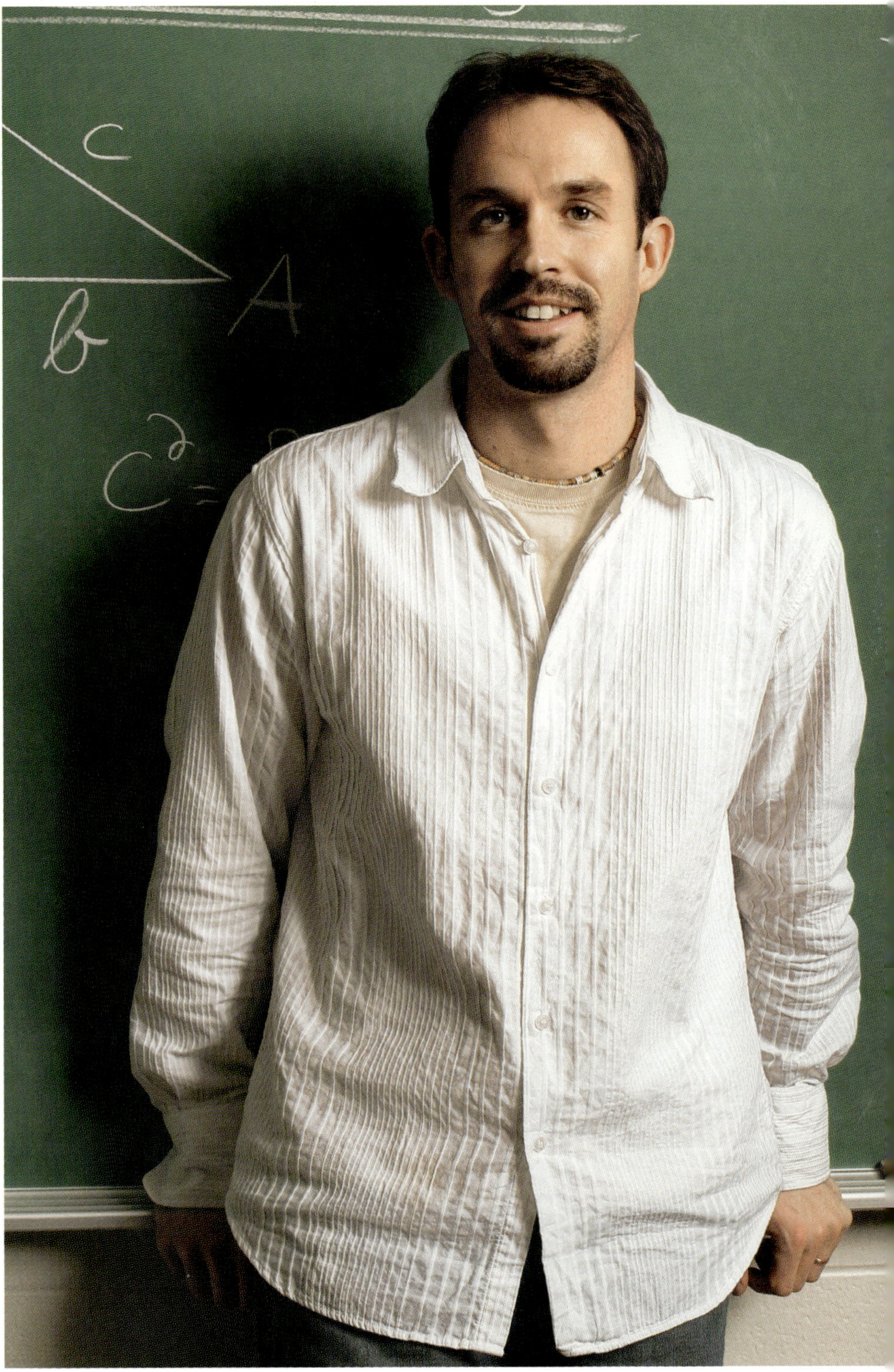
c
A
b

l'a vu. Il a ouvert la porte et tiré une balle dans le corridor. Heureusement, le surveillant a juste eu le temps de se lancer dans les escaliers pour éviter que la balle ne l'atteigne. Les élèves ont alors commencé à pleurer. J'ai levé ma main, comme un étudiant le fait lorsqu'il veut poser une question, et je lui ai demandé de faire sortir ceux qui sanglotaient, et il a accepté. Il ne restait donc que neuf personnes dans la classe, dont son ex-copine.

Que s'est-il passé ensuite? Vous a-t-il libéré rapidement?
Le gars était nerveux: il marchait de long en large dans la classe. Puis, il s'est assis et a discuté avec nous, en déposant son arme sur ses genoux. Son ex-petite copine s'est adressée à lui: «J'ai peur, je ne vois pas ton arme, peux-tu la déposer sur le bureau?» Il a obéi en ôtant le chargeur et a déposé sur le bureau un autre pistolet, deux couteaux et des munitions. Il avait peur de passer pour un fou comme le gars de la Polytechnique. J'essayais de lui donner du courage pour faire face à ce qui l'attendait. Je lui répétais: «Tu vas voir, un jour, on va s'en reparler, et tout ça ne sera que du passé.» On l'a écouté pendant environ 90 minutes. Puis, une élève a dit: «Quand on va sortir, on va signer nos noms sur le mur autour du trou où la balle s'est logée et on va tous t'entourer. Comme ça, personne ne te fera de mal.» C'était une bonne idée. Nous avons finalement pu sortir. Pendant que je ramassais les armes, les élèves ont effectivement entouré l'adolescent de leurs bras et ils m'ont suivi d'assez près.

> «Il m'a dit, en pointant l'arme vers moi: "Rentre dans la classe"»

Auriez-vous pensé être un jour victime d'une prise d'otages?
Non, mais j'ai toujours senti une force en moi qui m'appelait à aider les autres. Je pensais parfois à l'histoire de la fusillade à l'Assemblée nationale. Je me mettais à la place de celui qui échangeait avec le tireur, Denis Lortie, dans l'espoir de le calmer. Je me demandais comment moi, j'aurais réagi.

Quelle a été votre réaction après l'événement?
En sortant de la classe, je suis allé me réfugier au secrétariat, dans un petit local, où mes parents, soulagés, m'at-

tendaient. J'ai éclaté en sanglots. Mes parents m'ont serré dans leurs bras.

Qu'avez-vous raconté aux policiers?
J'ai exprimé le souhait que le gars n'aille pas en prison. Il n'avait pas l'âme d'un criminel, vous comprenez?

Comment expliquez-vous son geste?
Cet adolescent vivait une

«En venant armé en classe, je crois qu'il lançait un appel à l'aide»

profonde dépression, et sa situation n'était plus tenable. En venant armé en classe, je crois qu'il lançait un appel à l'aide, quitte à mourir sur place s'il n'était pas entendu. Enfin, j'ai appris tout ça parce que le jeune est entré en contact avec moi par courriel, quelques semaines plus tard. Son premier message comportait neuf pages d'explications. J'ai appris également qu'il devait écrire aux autres jeunes des lettres d'excuses. Et je sais qu'il a suivi une thérapie pour s'en sortir.

Quel a été l'impact d'un tel événement sur votre vie?
Ma meilleure action a été de retourner en classe dès le lendemain. Ça m'a aidé. Puis, la sérénité s'est installée, à nouveau. ■

Le 13 février 2006, à l'Assemblée nationale du Québec, le ministre de la Justice et responsable de la Loi visant à favoriser le civisme, M. Yvon Marcoux, a remis des Médailles et des Mentions d'honneur du civisme à 25 personnes, dont 2 à titre posthume. Plus d'information au www.justice.gouv.qc.ca.

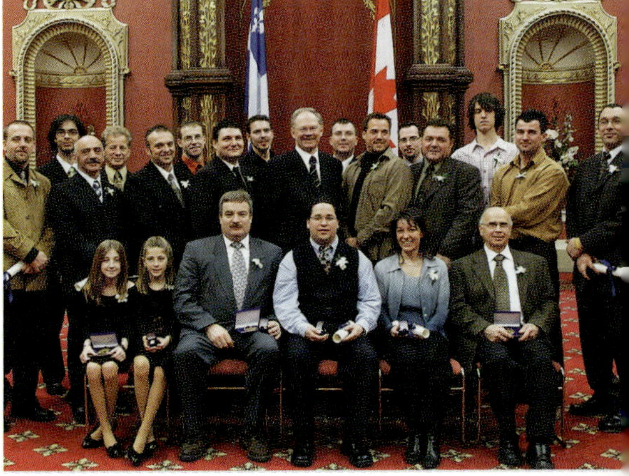

Geneviève Dion

Désarmer un amoureux prêt à tuer

Dans la chronique précédente, nous rapportions comment un enseignant d'une polyvalente d'Amos avait négocié la reddition d'un jeune preneur d'otages. Nous vous proposons le deuxième acte de cet événement: cette fois-ci, l'héroïne est une élève, dont le désespéré était l'amoureux... déçu.

Geneviève Dion n'oubliera pas de sitôt le 1er décembre 1997. Ce matin-là, son ami, un adolescent de 16 ans, pénétrait dans sa classe en possession d'une arme à feu. Désespéré, le jeune homme voulait vraisemblablement se suicider en prenant en otages le groupe d'élèves et son enseignant stagiaire. Étonnée du comportement de son camarade, l'adolescente s'est tournée de son côté pour l'aider. Grâce au support du groupe, le jeune homme a pu s'en sortir indemne ainsi que les élèves présents.

Le 3 décembre 1999, on remettait à la jeune Geneviève Dion la Médaille de bravoure.

Geneviève, comment expliquez-vous le geste de votre ami?

Je pense qu'il rencontrait certains problèmes d'ordre familial. Il savait aussi que je n'étais pas amoureuse de lui. Nous étions de bons amis, c'est tout. Il était déçu, je crois. Par ailleurs, il éprouvait quelques difficultés avec certains membres de son équipe de badminton. Tout ça mis ensemble a fait qu'il voulait en finir avec la vie. La solitude lui pesait. Son geste a été

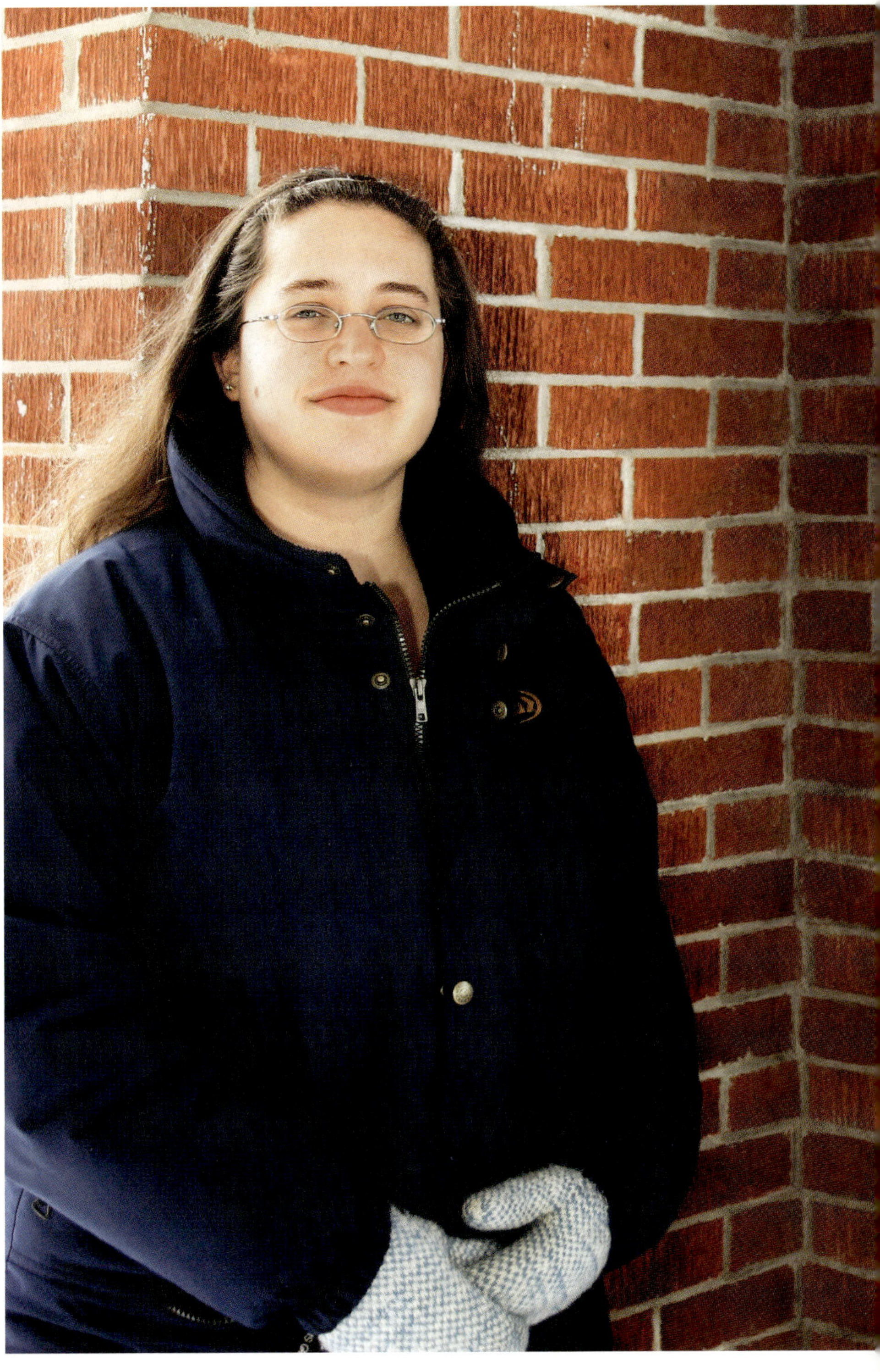

perçu par la grande majorité du monde comme une espèce d'appel à l'aide. Son intention n'était pas de faire du mal aux autres. Il souhaitait juste que nous entendions sa détresse. Et c'est ce que nous avons fait en classe, nous l'avons tous écouté, nous lui avons permis de s'exprimer, nous avons partagé avec lui sa souffrance.

Quel lien vous unissait à ce jeune homme avant cet événement?
Je l'appréciais énormément. Nous étions souvent ensemble, même en dehors des heures de classe. Nous nous étions rencontrés au tout début du mois de septembre, au moment de la rentrée scolaire. C'était un gars calme, gentil, solitaire et très séduisant. Il adorait la musique et m'avait aussi fait découvrir Internet. Bref, notre relation était basée sur une solide amitié. Par contre, je n'ai pas su détecter sa détresse.

Avec le recul, croyez-vous que vous auriez pu le faire?
Hum… Oui et non! Je n'avais pas les connaissances appropriées à ce moment-là. Aujourd'hui, par contre, je pense que j'aurais plus de facilité à détecter l'appel à l'aide d'une personne en situation de crise.

Aviez-vous vu votre camarade avant qu'il commette son geste?
Il a commis son geste un lundi matin. Et nous nous étions vus le vendredi précédent. Nous avions passé une nuit blanche à discuter. Pour moi, il semblait dans son état habituel.

«Il souhaitait juste que nous entendions sa détresse»

Quel rôle avez-vous joué auprès de ce garçon au moment de la prise d'otages?
C'est moi qui me suis rendue jusqu'à lui pour le désarmer. En fait, il m'a remis ses couteaux et les balles, mais il a tout de même conservé son arme à feu sur ses genoux. En revenant sur mes pas, avec la marchandise dans les mains, dos à lui, je me disais: «Qu'est-ce que je suis en train de faire là?» Il aurait pu me tuer, il pouvait m'en vouloir. Après tout, je ne désirais pas sortir avec lui. Enfin, quand j'ai remis à Christian, le suppléant stagiaire, tout cet équipement, j'ai ressenti un vif soulagement. Une fois assise, j'ai fini par réaliser ce que je venais de faire. Disons que j'étais habitée par cette fameuse pensée magique que je m'entends encore

dire: «Ah! c'est moi, il ne me tuera pas.»

Comment vous êtes-vous adressée à lui en classe?

J'avais tellement peur pour lui. Je suis restée dans la classe même après qu'il a autorisé plusieurs élèves à sortir du local. Il n'était pas question que j'abandonne mon ami à son sort. Pour moi, l'amitié représente une responsabilité. Je l'ai beaucoup questionné et supporté. Il fallait que nous lui trouvions une motivation pour qu'il sorte de la classe sain et sauf. C'est à ce moment-là que l'idée de signer nos noms sur le mur près du trou que la balle avait fait m'est venue. Finalement, en restant dans la classe auprès de lui, j'ai fait la bonne affaire. J'ai pu l'aider.

Quand votre ami a tiré la balle en direction du surveillant, qu'avez-vous ressenti?

J'ai versé quelques larmes, mais ça n'a pas duré longtemps. J'ai vite compris qu'il était en détresse, qu'il se sentait menacé.

Qu'est-ce que vous avez trouvé difficile dans toute cette histoire?

Le fait de retourner en classe le lendemain. C'est comme si je craignais que mon ami revienne sur place en agissant de la même façon. Sur le coup, je l'avoue, j'ai vécu du stress, surtout que je n'avais jamais vu d'armes à feu avant ça...

Après cette histoire, avez-vous revu votre ami?

Nous nous sommes souvent parlé au téléphone. Nous discutions de tout et de rien, mais pas de l'événement en question, sauf une fois quand il m'a téléphoné du centre jeunesse. Plus tard, je l'ai revu. J'ai perçu du regret dans son regard.

> «Je n'avais jamais vu d'armes à feu avant ça…»

En bout de ligne, que retirez-vous de cette expérience?

Qu'il faut garder ses oreilles grandes ouvertes pour ses amis. Le désespoir n'est pas un sentiment si rare chez les gens. Quand on peut aider une personne, on doit agir, c'est tout! ■

Donald Lamontagne

VAINCRE UN TAUREAU ENRAGÉ

Quand on est attaqué par un taureau en furie, les chances de s'en tirer sont minces. Donald Lamontagne a d'abord sauvé la vie d'un voisin, puis la sienne. Un vrai miracle!

Monsieur Lamontagne, quel est votre métier?
Je suis agriculteur et commerçant d'animaux.

Le 10 octobre 1999, que s'est-il passé?
C'était un dimanche. À 6 h 30, je suis monté dans mon pick-up et j'ai pris un rang. Là, je vois un homme qui amène ses vaches. Je lui demande: «T'as pas d'animaux à vendre?» Il me répond: «Non, non, non, moi, je vends rien.» Puis j'ajoute: «Hé! ton bœuf, y' a l'air mauvais, il grogne.»

C'était un bœuf ou un taureau?
C'était un taureau Holstein, d'environ deux ans et demi, et qui pesait 2 200 lb. Quand tu vas chercher les vaches dans le clos, le taureau a l'impression que tu viens lui voler ses blondes, alors il se met à gronder. Le gars me dit: «Pas de danger, je le connais bien, c'est un bœuf que j'ai élevé.» Les vaches montaient vers l'étable, mais le taureau, lui, y allait à reculons. J'ai dit: «D'après moi, ça fera pas. Laisse-le là.» Le gars me répond: «Ben voyons donc. Je connais mon "beu".» Je monte dans mon pick-up, mais je ne démarre pas tout de suite pour ne pas exciter le taureau. J'attends. Tout à coup, je

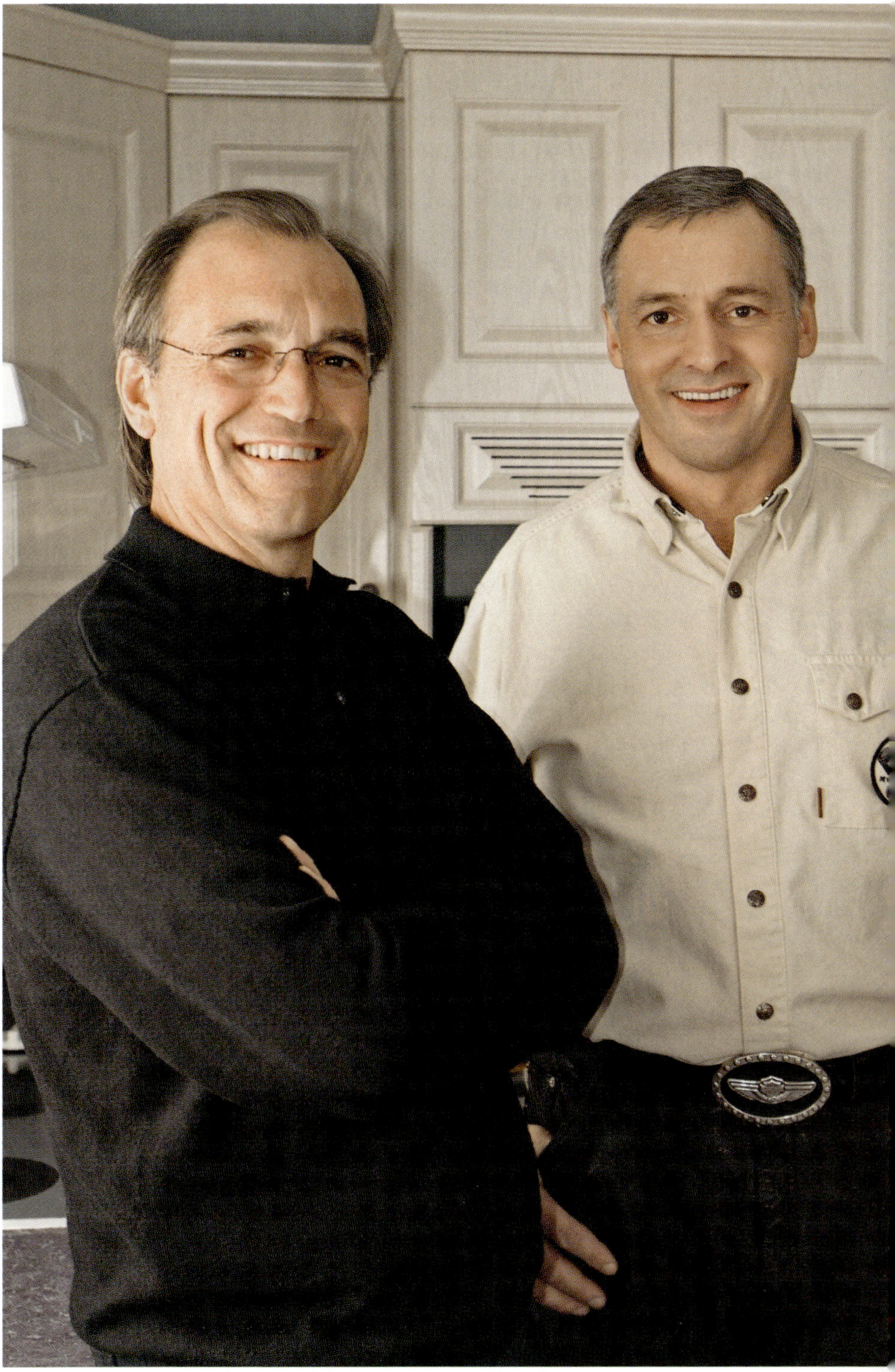

vois passer un bonhomme de paille dans les airs, les pattes comme de la guenille. Ah bien, torrieu! J'ai dit: «Il faut y aller.»

Le bonhomme de paille, c'était le propriétaire du taureau?

Oui. Le taureau a fait revoler le gars, qui est tombé 10 ou 15 pieds plus loin, près d'une clôture de 5 pieds de haut en treillis de métal.

tête, le taureau rentrait le gars de plus en plus profondément dans la vase. Moi, j'essayais de rattraper le gars, mais le bœuf me redonnait des coups. Là, à un moment donné, je ne voyais plus qu'un morceau du manteau du gars, un petit rond de tissu. Tout son corps était dans la vase, il était en train d'étouffer. Je me suis dit: «Il faut que j'attrape le gars en même temps que le taureau me frappe. C'est la seule façon.»

«Tant qu'il n'en a pas fini avec toi, il ne te lâche pas»

Lui était d'un côté de la clôture, et vous, de l'autre?

C'est ça. Le gars était toujours dans le clos avec le taureau. Il fallait que je pense vite. «J'y vais ou j'y vais pas?» Vu que je ne suis pas peureux, je n'ai pas hésité. Je mets le pied dans la clôture, puis je passe de l'autre bord, pendant que le taureau, lui, s'occupait du gars. Il ne le lâchait pas. Puis un taureau, tant qu'il n'en a pas fini avec toi, il ne te lâche pas. Tant qu'il était occupé avec le gars, je pouvais m'approcher. C'était l'automne, il y avait beaucoup de vase. Le taureau avait rentré le gars dans la vase bien comme il faut. J'arrive, je me penche pour ramasser le gars, puis le taureau me donne un coup dans l'estomac. Il reprend le gars, puis le ramène entre ses deux pattes d'en avant. Avec sa

Alors là, le bœuf me donne un coup de tête, puis moi, j'attrape le gars vite fait et je le balance de l'autre bord de la clôture.

À bout de bras?

Oui. Je ne sais pas où j'ai pris la force. Ça ne s'explique pas. Je me trouvais à peu près à 10 pieds de la clôture. En faisant ça, je reçois un coup dans le dos. Je me retourne, c'est mon «homme». Je me dépêche pour passer par-dessus la clôture, mais je suis incapable de me donner un élan, parce que je viens d'en fournir un gros pour lancer le gars de l'autre bord. Alors je passe une jambe, mais je reste le «porte-bagages» *(organe sexuel mâle!)* accroché dans la clôture. Quand un taureau est furieux, t'as beau lui tirer par la tête la plus grosse roche que tu peux, c'est comme si tu lançais un caillou sur un mur de briques. Ça ne s'assomme pas, un taureau. Dans ce temps-là, la seule chose à faire, c'est de l'attraper par le nez ou par la queue. Le taureau s'en vient sur moi, la tête levée. Je vois son anneau, bien placé dans le nez. Je passe ma main sur son nez, puis j'empoigne l'anneau! Il aurait voulu m'arracher les doigts en tirant que je n'aurais pas lâché. J'ai traversé l'autre jambe par-dessus la clôture.

«Tout son corps était rentré dans la vase, il était en train d'étouffer»

Est-ce pour cette raison que les taureaux ont un anneau dans le nez?

Oui, mais il faut avoir une bonne prise. Une fois que tu le tiens comme il faut, le bœuf reprend ses sens, il se calme. Je l'ai relâché. Il a reculé, puis il a fait sa crise. Il s'est mis à creuser un trou avec ses pattes, la terre sortait par en arrière. Je te dis qu'il ne faisait pas beau, là!

Est-ce que l'homme était gravement blessé?

Il était par terre, il pompait l'huile. Je lui demande: «T'es-tu correct?» Il me répond: «Ouan… pas si pire.» Je l'ai aidé à se relever. Il m'a dit: «Peux-tu attacher les vaches, je vais demander à mon frère de m'emmener à l'hôpital.» Moi, je suis rentré chez moi. En chemin, je me suis rendu compte qu'il me restait juste les jambes de mes pantalons. Je n'avais plus de fond de culotte. Il était resté sur la clôture. Le lendemain, j'ai appris que le gars avait trois ou quatre côtes brisées et le foie perforé. Il était en mauvais état. Il a passé quatre jours aux soins intensifs, mais il était sauvé.

Et le taureau?

Quand un taureau fait une crise comme ça, il faut que tu t'en débarrasses, sinon il va recommencer… Il a pris le chemin de l'abattoir. ■

Donald a reçu la Médaille de bravoure du Canada, ainsi que celle du Carnegie Hero Fund (États-Unis).

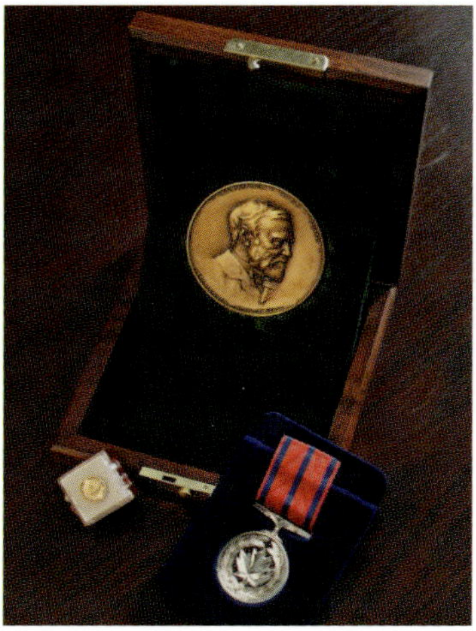

Lucie Bélanger

S'EXPOSER À LA VIOLENCE D'UN TUEUR FOU

Tout près de chez vous, un homme armé d'un couteau s'en prend à une voisine. Que faire? Se fermer les yeux et se boucher les oreilles? Intervenir? Lucie a démontré, malgré le danger réel, que le cran n'était définitivement pas le seul apanage des machos...

Lucie Bélanger, résidante de Saint-Augustin-de-Desmaures, près de Québec, a sauvé la vie de sa voisine victime d'un agresseur armé d'un couteau. Alors que l'homme avait momentanément déposé son arme au sol pour se ruer sur la voisine, Lucie a eu le réflexe et assez de sang-froid pour saisir et projeter la lame 25 pieds plus loin. Il n'y a pas qu'au cinéma qu'on voit ça.

Madame Bélanger, comment avez-vous été amenée à intervenir dans cette rixe?
Au mois d'août 2004, je gardais un petit chien depuis un mois pour rendre service à une amie. D'une certaine façon, c'est grâce au chien que j'ai pu secourir ma voisine parce que, après mon travail, j'avais pris l'habitude de le promener. En revenant de la promenade, j'ai entendu des hurlements qui provenaient de la maison de mon voisin, à une cinquantaine de pieds plus loin. Là, j'ai vu et entendu mon voisin s'écrier: «Appelle la police, il est en train de tuer ma blonde.» Aussitôt, je me suis précipitée chez lui. Dans la maison, tout était en désordre à la suite d'une bagarre. Je tremblais. Je ne trouvais pas ma voisine. J'ai

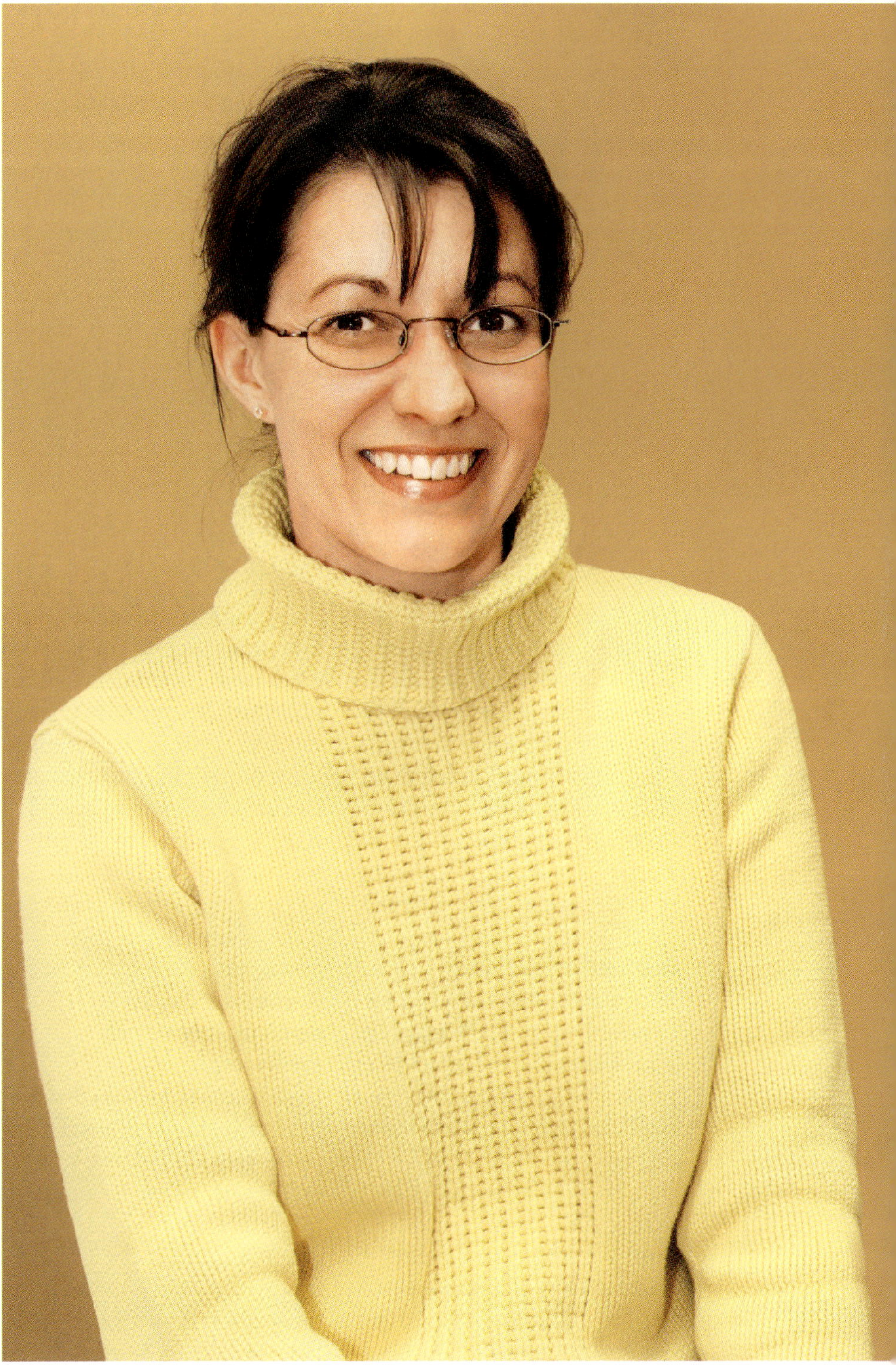

verrouillé la porte-fenêtre derrière moi et je suis ressortie par la porte de devant. Ma voisine était allongée sur la pelouse, et du sang s'échappait de son corps. Je me suis agenouillée près d'elle. Puis, l'agresseur est venu vers nous. J'étais face à lui, seul le corps de la fille nous séparait. À ce moment-là, il a déposé son couteau pour la saisir par les épaules. L'idée m'est venue alors de prendre et de lancer son couteau au loin, ce que j'ai fait. Nous en avons profité tout de suite, la victime et moi, pour rentrer dans la maison pendant que le gars perdait du temps à récupérer son arme. Une fois dans la maison, j'ai appelé le 9-1-1. Mais l'histoire ne s'est pas arrêtée là. La suite a ressemblé à une sorte de cauchemar.

«Les gens me disent: "Tes voisins ont eu un ange sur le chemin"»

Que voulez-vous dire?
J'ai eu très peur pour ma vie. Pendant que je parlais au répartiteur du 9-1-1 au téléphone, le gars est monté sur la galerie, le couteau à la main, en tentant d'entrer dans la maison. Il paraissait prêt à tout. Je me suis approchée de la porte-fenêtre pour vérifier si elle était bel et bien verrouillée. La peur que j'ai ressentie à cet instant précis est indescriptible et inimaginable.

Quel a été votre réflexe? Vous ne pouviez plus fuir, n'est ce pas?
La voisine et moi sommes allées nous réfugier dans la chambre, où nous avons pris soin de mettre un meuble devant la porte et un autre devant la fenêtre à moitié ouverte. Finalement, le gars a réussi à briser les vitres de la porte-fenêtre. J'ai demandé au répartiteur: «Quand les policiers vont-ils arriver?» J'étais follement angoissée, vous vous en doutez. Quelques minutes plus tard, des minutes qui ont semblé durer des heures, les secours étaient sur place. Ils ont arrêté l'agresseur. J'ai remercié le répartiteur puis je suis retournée chez moi une fois que ma voisine a été conduite à l'hôpital.

Quelles ont été les répercussions de cet événement?
J'ai communiqué avec le Centre d'aide des victimes d'actes criminels. Une dame m'a reçue et m'a suivie pendant quelque temps. Je dois dire que son aide a été très précieuse. Je subissais un véritable choc post-traumatique. L'anxiété et la peur s'étaient

installées dans ma vie. Encore aujourd'hui, quand j'en parle, je revis l'événement en question. À la suite de cette histoire, au début, j'ai eu des maux de tête et des tremblements. J'éprouvais également des problèmes de concentration. Je ne voulais raconter mon histoire à personne.

Vous allez mieux aujourd'hui. Qu'est ce qui vous a rassurée?
Le fait d'avoir été honorée, le 13 février 2006, lors de la cérémonie organisée par le ministère de la Justice dans le cadre de l'Hommage au civisme, m'a beaucoup aidé. Cette cérémonie a changé ma perception, comme si je devais franchir cette étape pour en arriver à me débarrasser des souvenirs qui me hantaient. Quand des personnes sont venues me féliciter, ça m'a rendue très heureuse et très fière. J'ai la ferme conviction que les choses se placent souvent d'elles mêmes, c'est-à-dire que la vie nous apporte ce dont nous avons besoin au moment où nous en avons besoin et selon ce que nous sommes capables de recevoir.

En quoi cette histoire d'agression a-t-elle changé votre vie?
Je ne suis pas une personne qui se raconte ou qui se livre facilement. Une agression, c'est véritablement un acte de violence en soi. Et quand une personne fait face à une situation où il y a de la violence, ça la change. Les gens me disent: «Tes voisins ont eu un ange sur le chemin.» Et moi je leur réponds: «Moi aussi j'en ai eu un.» J'ai réussi à me dégager de l'emprise de ce malfaiteur tout en aidant ma voisine à s'en débarrasser elle aussi. La fierté que je ressens grâce aux témoignages de soutien des gens de mon entourage me permet de saisir qu'il y a des gestes dans la vie qui procurent aux autres de merveilleux bienfaits et que ces bienfaits retombent parfois sur nous-même. ■

«Ma voisine était allongée sur la pelouse, et du sang s'échappait de son corps»

Marie-Pier et Véronique Parent

«La nuit où notre père est mort»

En vacances au camping, Marie-Pier et Véronique se couchent. Le lendemain, quand elles se lèvent, on leur annonce que leur père, Alain Parent, est décédé en héros pendant la nuit. Entrevue avec deux jeunes filles extrêmement courageuses.

Alain Parent est un véritable héros aux yeux de ses filles, Marie-Pier et Véronique. Ce vaillant pompier est décédé le 28 août 2004, à l'âge de 38 ans, durant ses vacances avec ses enfants et sa compagne au camping Lac du Repos, à Saint-Jean-Baptiste-de-Rouville.

En effet, l'homme a tenté en vain de secourir deux personnes inconscientes prises au fin fond d'une fosse septique. En voulant à tout prix sauver ces gens, il s'est évanoui et est mort à son tour par asphyxie. Au total, trois hommes sont décédés, laissant dans le deuil leurs familles respectives. Deux ans plus tard, ses filles, âgées de 10 et de 11 ans, nous parlent de tout l'amour qu'elles éprouvent à l'égard de leur défunt père. Voici le témoignage émouvant de deux fillettes dont le courage n'a pas fini de surprendre leur entourage.

Marie-Pier, comment expliques-tu la mort de ton père?

Mon papa était un brave pompier, très expérimenté, qui aimait le danger. Aider son prochain faisait partie de son travail. D'après moi, c'est par instinct que mon père a agi comme il l'a fait. Il

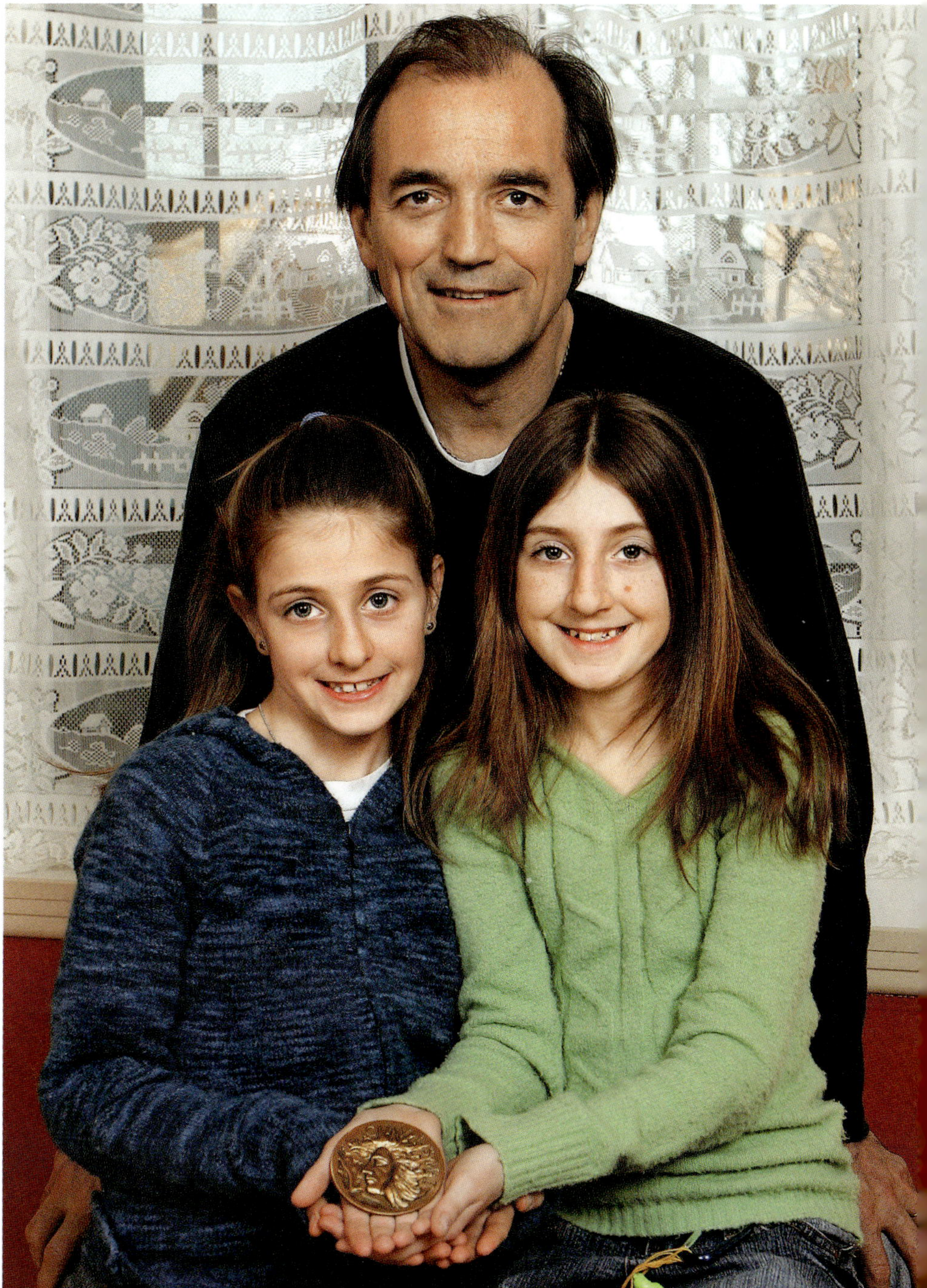

a écouté son cœur plutôt que sa raison. Sa mort m'a permis de comprendre qu'il faut toujours réfléchir avant d'agir.

Et toi, Véronique, comment perçois-tu sa mort?
Mon père a donné sa vie pour aider des gens. Il ne supportait pas de voir les autres souffrir sans tenter l'impossible pour eux. Et c'est ce qu'il a fait, une fois de plus. Malheureusement, il est décédé. Malgré son expérience et le fait qu'il retenait sa respiration lorsqu'il est descendu dans le trou, il a été surpris par les vapeurs toxiques. C'est ma mère qui nous a dit ça. Les vapeurs ont très rapidement pénétré les pores de sa peau, et il a donc perdu conscience. Il est mort quelques instants plus tard.

«En me couchant, j'ai rêvé que mon père était pris dans un trou» – Véronique

Où étiez-vous, toutes les deux, le soir de sa mort?
Marie-Pier: Véronique et moi étions endormies dans la roulotte. Nous n'avons rien entendu de ce qui se passait. On sait que la copine de notre père a entendu des cris vers 23 h 30 et que mon père s'est précipité dehors pour voir ce qui se passait. Au petit matin, quand on s'est réveillées, on a d'abord cru que papa était aux toilettes. Voyant qu'il tardait, on est allées voir. Il n'y était pas. Puis, nous sommes sorties à l'extérieur. Une voisine qu'on surnommait affectueusement «matante» nous a dit que papa était parti à l'hôpital et que tante France était déjà en route pour nous ramener à la maison... *(Silence)* Quant à ma mère, elle nous attendait... Elle venait d'apprendre, elle aussi, la triste nouvelle.

Véronique, parle-moi du rêve que tu as fait durant la nuit où ton père est décédé.
Je me souviens qu'avant d'aller au lit, on regardait tous le feu de camp. Je me sentais bien dans les bras de papa. Je ne voulais pas aller dormir... *(Silence)* Puis, en me couchant, j'ai rêvé que mon père était en train de mourir, qu'il était pris dans un trou. Le lendemain matin, en me réveillant, j'ai raconté mon rêve à ma sœur, et elle m'a répondu: «C'est juste un rêve, Véro!» Je ne savais plus quoi penser... *(Silence)*

Marie-Pier, comment as-tu appris la mort de ton père?
Quand nous sommes arri-

vées à la maison, notre mère nous attendait dans le salon. Une fois qu'on a été assises toutes les trois sur le canapé, elle nous a dit: «Hier soir, il y a eu un grave accident sur le terrain de camping... Des gens sont décédés... et papa aussi.» Je me suis mise à pleurer. En me levant, j'ai trébuché sur le coin du fauteuil. J'étais sous le choc, c'est sûr... Je me suis précipitée dans ma chambre et j'ai beaucoup pleuré... *(Silence)*

«Il est toujours vivant dans mon coeur» – Marie-Pier

Et toi, Véronique, comment as-tu réagi?

Je me suis tout de suite dit: «Est-ce que je suis encore en train de rêver?» J'étais mêlée. J'ai pleuré longtemps, très longtemps.

Le 13 février 2006, le ministre de la Justice, Yvan Marcoux, vous a remis la Médaille du civisme que votre père méritait. Comment avez-vous vécu cette cérémonie?

M.-P.: J'ai ressenti une telle joie dans mon cœur! Mon père méritait cette marque de reconnaissance. En nous remettant cette médaille, en nous parlant de lui, c'est comme si on avait fait en sorte qu'il soit encore parmi nous... De toute façon, il est toujours vivant dans mon coeur.

Véronique: J'avais tellement hâte! Je regardais les autres recevoir leur médaille... J'étais si fière de mon père, j'étais contente pour lui. Moi aussi, je l'aime. ■

Claude Lebel et Suzanne Bérubé

Panique à l'usine

À sa première journée de travail à l'usine de la compagnie Bois BSL, Suzanne Bérubé voit sa manche se prendre dans la scie industrielle sur laquelle elle besogne. Soudain, sa main gît sur la machine, détachée de son corps, irréelle. C'est alors que Claude Lebel entre en scène...

Suzanne, cette journée du 10 décembre 1999 devait être spéciale pour vous.
Oui, c'était une journée formidable. Je me souviens que, le matin, j'étais vraiment contente d'aller travailler chez Bois BSL. Tout commençait si bien. Je n'avais que 17 ans et je me considérais comme choyée. J'étais sous la supervision de Claude Lebel.

Claude: J'avais pour tâches de montrer à Suzanne comment travailler sur la machine et de la surveiller. J'allais la voir toutes les 15 minutes. Il y avait trois scies sur sa machine, dont une, la plus grande, coupait les planches de 3/8 de pouce d'épaisseur. Je me souviens que je suis allé corriger sa façon de travailler pour lui éviter un accident et lui ai rappelé de faire attention.

S.: Je travaillais depuis une heure et demie. Je plaçais du bois dans la machine à découper. Je portais un chandail à manches longues. J'arrêtais la machine quand je devais aller chercher une planche, puis je la remettais en marche. C'est en prenant une planche que – ne me demandez pas comment – la machine est repartie. Ma manche s'est coincée et a été tirée vers la scie! J'essayais de la retenir de toutes mes

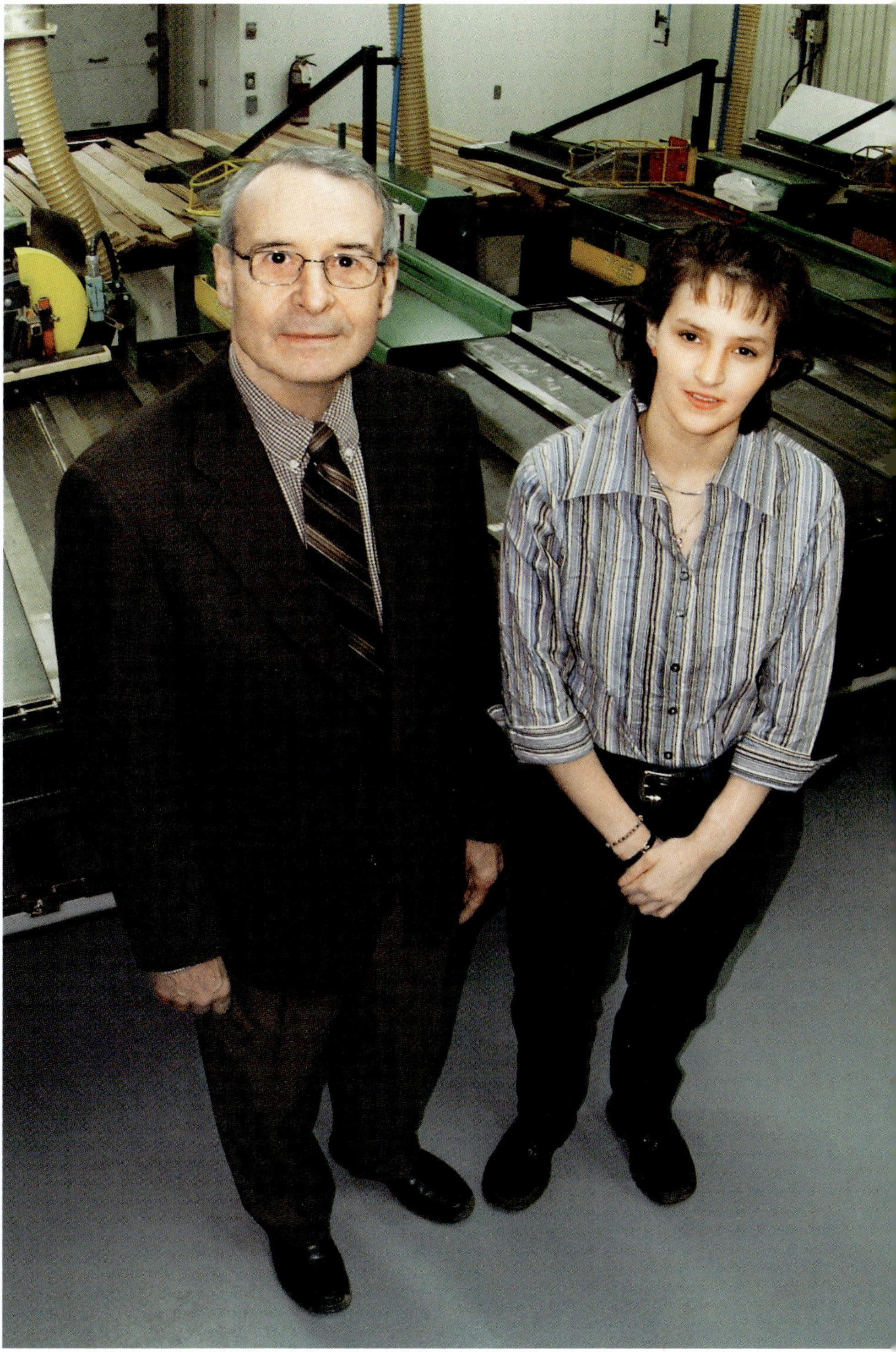

forces, mais je n'y arrivais pas. J'ai crié pour qu'on m'aide. Personne ne s'est retourné. J'ai crié plus fort. Un vrai cri de mort!

Et vous, Claude, qu'avez-vous fait à ce moment?
J'ai entendu Suzanne hurler. Je me suis rendu tellement vite auprès d'elle, je n'en reviens pas encore. Vingt-cinq pas nous séparaient et il fallait que je passe par-dessus une machine. Rendu à côté d'elle, je me suis penché pour fermer la machine. C'est là que j'ai vu sa main coupée sur la machine! J'ai tiré sur son chandail pour lui déprendre le bras.

S.: Je n'ai absolument rien senti. J'étais prise de panique. Soudain, j'ai vu ma main! Il n'y avait que quelques gouttes de sang.

C.: Je me suis dit que je n'avais que 10 minutes pour sauver sa main. J'avais entendu dire ça à la télévision. J'ai pris la main et je l'ai placée dans mon dos pour ne pas la contaminer. Elle était chaude. Je n'avais pas suivi de cours de secourisme, mais je savais que c'était ce que je devais faire. Je peux vous dire qu'on pense vite dans ce temps-là. C'est vraiment étonnant le nombre d'idées que peut générer le cerveau en si peu de temps. Quand ils disent qu'avant de mourir on voit défiler toute sa vie, je le crois. Bref, on s'est vite rendus à la réception de l'usine, mais la réceptionniste venait de monter au deuxième étage, là où se trouvent les bureaux. Il n'y avait personne.

S.: De mon côté, j'étais calme. Je suis restée consciente pendant tout ce temps; je faisais confiance à Claude.

C.: À la réception, j'ai crié: «J'ai besoin d'aide, il faut que j'aille à l'hôpital!» Un gars qui s'appelle Daniel est descendu pour rassurer Suzanne, mais quand il a vu la main, il est remonté à son bureau. Il était tout vert! Je lui ai dit: «Daniel, "batinsse"! Il faut qu'on aille à l'hôpital!»

S.: D'autres personnes sont alors arrivées, mais elles se sont toutes arrêtées dans les marches.

C.: C'est la secrétaire qui nous a donné les clés de sa minivan pour qu'on se rende à l'hôpital. Le mécanicien nous a conduits. Il a brûlé tous les feux rouges.

S.: C'est à ce moment-là que ç'a commencé à me faire très mal. Ça saignait de plus en plus et ça chauffait. Je savais que Claude avait vu ma main, mais je ne savais pas

«Je n'avais que 10 minutes pour sauver sa main» – Claude

qu'il l'avait prise. J'étais certaine que je l'avais perdue.

C.: Suzanne a alors crié: «Ma main! Ma main!» Je lui ai répondu: «Je l'ai, ta main!» À l'hôpital de Mont-Joli, ils l'ont mise dans la glace sans perdre un instant. Mais il n'y avait pas de médecin pour faire l'opération. Ils ont fini par trouver un chirurgien à Montréal.

S.: On m'a transportée jusqu'à Dorval et, de là, j'ai été conduite à l'hôpital Maisonneuve-Rosemont, où on m'a opérée en début d'après-midi. Je suis restée 17 heures au bloc opératoire. J'allais tellement bien qu'on m'a renvoyée chez moi après deux semaines de convalescence.

«Je suis restée 17 heures au bloc opératoire» – Suzanne

Que retenez-vous de cette mésaventure?

C.: J'ai agi comme si Suzanne était ma fille. Je ne voulais pas qu'elle souffre et qu'elle perde sa main. Par ailleurs, après son accident, on n'a jamais plus permis le port de chandail à manches longues dans l'usine. On a aussi inventé des pièces pour rendre les machines plus sécuritaires.

S.: Grâce au sang-froid de Claude, j'ai pu garder ma main. Je suis contente de pouvoir le remercier de nouveau pour ce cadeau inestimable. Je ne suis pas retournée à l'usine, je travaille désormais à l'entretien des bureaux.

Claude Lebel a agi avec beaucoup d'à-propos en prenant instinctivement soin de la main de sa collègue. Une de ses remarques, concernant l'impression qu'il a eue que la jeune femme était devenue sa fille, a en outre attiré mon attention. J'ai remarqué que les héros prennent souvent en charge la vie des gens qu'ils secourent. Qu'ils soient pompier, policier, pilote ou ouvrier, ils ont tous en commun de savoir garder leur sang-froid et de n'obéir qu'à leur instinct. ■

Table des matières

ENTREVUES PAR CATÉGORIES

Achevé d'imprimer au Canada par
Marquis Imprimeur Inc.